GUIDE UNIVERSEL

AUX

EAUX MINÉRALES

ET AUX

ÉTABLISSEMENTS BALNÉAIRES

De la France et de l'Étranger

PAR LE DOCTEUR

ÉMILE BÉGIN

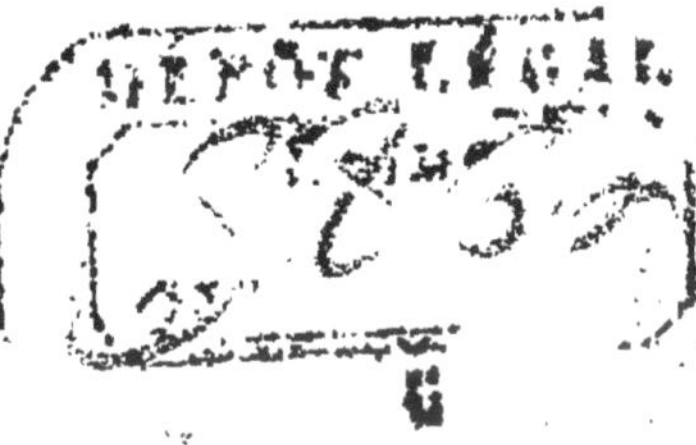

1869

PARIS

CHEZ L. HACHETTE ET Cie, ÉDITEURS-LIBRAIRES

DANS TOUTES LES GARES DE CHEMINS DE FER

ET CHEZ

E. LACHAUD, LIB., PLACE DU THÉATRE-FRANÇAIS.

1869

ALMANACH

DES

EAUX MINÉRALES

ET DES BAINS DE MER

Pour 1870

PRIX: 50 CENT.

Tirages supplémentaires pour propagation; par 1000 exemplaires : **25** cent.

Prix du mille d'exemplaires, avec 1 page d'annonce sur la couverture : **300** fr.

Pour toute demande de tirages supplémentaires et d'insertions, s'adresser à M. E. SIMONNET, éditeur, 13, rue de la Monnaie, à Paris.

Un mouvement inusité entraîne aux stations minérales, ou vers les bains de mer, un flot toujours croissant de malades, de touristes et d'hommes de plaisir. Qu'est-ce à dire? La médecine serait-elle aujourd'hui taxée d'insuffisance? Les besoins de notre société auraient-ils donc changé? La mode, cette enchanteresse des civilisations avancées, aurait-elle affolé notre génération? Ou bien le cadre des maladies qui réclament l'emploi des sources minérales s'est-il subitement élargi? Dans cet engouement pour les eaux, qui sera, dans l'histoire, l'un des grands caractères de nos temps agités, peut-être obéit-on à plusieurs de ces causes, peut-être même à toutes, inconsciemment ou en connaissance de cause. Quoi qu'il en soit, le premier devoir de la science, c'est de maintenir son légitime contrôle, de s'assurer la direction du courant un peu désordonné qui, tous les ans, à des époques fixes, ravit au champ, le laboureur chargé de le cultiver, éloigne le fonctionnaire de ses travaux, le riche du séjour des capitales et de ses domaines, chacun de son milieu, tous de leur point d'implantation sociale. Evidemment, des mobiles divers sont les déterminatifs de ce grand mouvement. Sans trop les rechercher, nous pouvons être utiles. Contentons nous de préciser les cas où nos maladies et nos infirmités réclament l'emploi des sources minérales ; et, ce point éclairci, il ne restera plus qu'à nous enquérir du choix de la source appropriée à des besoins particuliers.

Plus que jamais, en ce temps de confusion étrange, au bruit des catastrophes dont les eaux minérales et les bains de mer sont trop souvent l'origine ou le théâtre, une semblable étude porte avec elle sa propre légitimité. De plus, pour tout esprit non prévenu, n'est-il pas de la plus vulgaire évidence que l'usage des eaux ne peut, sans péril pour eux-mêmes, être livré au choix de ceux qui vont leur demander, pour des maux toujours graves, soulagement ou guérison complète ? De ces agents de la nature, tous plus ou moins actifs, plus ou moins difficiles à manier, et partant si dangereux, la science seule peut apprécier le rôle et les propriétés. Sans doute, l'hydrologie médicale est encore une science imparfaite. Raison de plus pour que le vulgaire s'inspire des conseils dictés par la prudence, éclairés par des notions supérieures dont il ignore les premiers éléments.

L'économie rencontre aux stations minérales des conditions qui se rapportent à l'hygiène, telles qu'une constitution atmosphérique particulière, l'exercice et les distractions. A cet égard, chacun, en général, peut se permettre un changement de milieu. Toutefois, il ne faudrait pas trop négliger l'altitude, le climat, la température, la direction des vents. Le voisinage des forêts résineuses, fournira d'utiles indications. Il se fait, d'ailleurs, autour des sources sulfureuses, comme dans les grandes exploitations salines, une véritable inhalation de principes médicamenteux qui peut offrir la plus réelle utilité. A ce point de vue, les gens d'affaires et d'études, les constitutions épuisées par les chagrins et les veilles; les femmes languissantes, étiolées par des causes physiques ou morales d'affaiblissement; les jeunes filles chlorotiques, dont l'estomac se refuse à l'usage du fer et des médications actives; enfin, les enfants à évolution lente et laborieuse, ne peuvent que gagner au contact de l'air pur des montagnes et de la vivifiante atmosphère des stations minérales.

Mais là, sauf les réserves introduites plus haut, cesse le libre choix des stations minérales. Sur les confins de l'hygiène générale apparaît l'interminable série des affections chroniques, les seules, on le sait, qu'on doive assujettir au régime des eaux. Or, dans ces eaux se rencontrent trois termes, ou mieux trois ordres de moyens qui constituent leur vraie thérapeutique : le *médicament*, qui réside en l'eau minérale elle-même, le mode d'administration ou moyen *balnéothérapique*, et les *conditions hygiéniques* qui en favorisent l'action. Qui ne comprend, que de cet énoncé pur et simple, se déduit tout naturellement l'obligation pour le malade de prendre, au préalable, l'avis du médecin?

AFFECTIONS PRINCIPALES QUI RÉCLAMENT L'USAGE DES EAUX MINÉRALES.

1° Au premier rang des maladies chroniques qui, par leur fréquence relative et les succès de la médication balnéaire, doivent fixer notre attention, figurent les *dermatoses*, groupe complexe et varié qui eut, de tout temps, le triste privilége d'exercer le génie des plus grands praticiens. Ici se présente une distinction dont la haute importance pratique doit être signalée. Les affections cutanées peuvent être essentielles, ou bien reconnaître pour cause ou pour complication une diathèse quelconque. D'où la nécessité, selon les circonstances, de varier le choix des sources minérales, sous le double rapport de leur thermalité, de leurs éléments propres, c'est-à-dire de leur composition. Les détails étant du ressort de la pratique locale, nous prions le lecteur de consulter plus loin notre Nomenclature des sources minérales, et surtout d'invoquer l'avis d'un médecin. Qu'il nous suffise d'établir que le traitement de ces maladies par les eaux sulfureuses n'est réellement indiqué que quand il existe dans la constitution un vice herpétique, que l'affection est ancienne et le malade peu irritable. Ces eaux, dans ce cas, agissent comme médication spécifique et substitutive. Exemples : Luchon, St-Honoré, Baréges, Eaux-Chaudes, Aix (en Savoie), Guagno et Guitera, en Corse.

Les *maladies de peau*, qui sont le produit d'une irritation simple, sont modifiées par les eaux de Néris, Bains, Luxueil, Ussat, Ems, Saint-Honoré-les-Bains.

2° Les sources dont l'expérience a constaté les bons effets dans le traitement des maladies de l'*appareil respiratoire*, ont été divisées en deux catégories : les *sources excitantes* et les *sources calmantes*. On compte parmi les premières : Cauterets, les Eaux-Bonnes, Labassère, Amélie-les-Bains, Enghien et Pierrefons ; parmi les secondes : Ems, Allevard, Penticosa, la Caille et Saint-Honoré-les-Bains.

Si c'est la forme dynamique qui domine, on aura recours aux sources calmantes ; si, au contraire, c'est la forme adynamique, on aura recours aux sources excitantes, appropriant, autant que possible, le degré d'activité de l'eau aux susceptibilités organiques et individuelles.

3º Les maladies des organes contenus dans l'abdomen sont aussi nombreuses que variées :

— La *gastralgie* et l'*entéralgie*, avec dyspepsie, digestions lentes et vomituritions, réclament l'emploi des eaux gazeuses, telles que les eaux de Saint-Alban, de Saint-Galmier et de Condillac. Y a-t-il sensibilité épigastrique? Plombières, Luxeuil, Bagnères-de-Bigorre, seront mieux indiqués. S'il y a flatulence, tympanite, usez des eaux d'Encausse et de Saint-Gervais.

— La suppression du flux hemmorrhoïdal sera combattue par les eaux de Capvern. Si, au contraire, il y a excès, on donne la préférence aux eaux ferrugineuses froides, et surtout sulfatées, telles que Passy, Auteuil et Cransac.

— Les *engorgements mésentériques* cèdent souvent à l'emploi de l'eau de Vichy, mais surtout de Salins.

— Vic-sur-Cère, le Boulou et Vals, pour les cas graves; Pougues, Cransac et Saint-Nectaire, pour les cas ordinaires, rendront de grands services dans le traitement de l'*hypertrophie du foie*.

— Contre le catarrhe vésical indolent, l'on choisira Vichy, Contrexéville, Pougues. Si le catarrhe est plus récent, on préférera Ems et Saint-Sauveur.

La *gravelle rouge* se trouve mieux des eaux de Vichy.

—La *gravelle blanche* sera traitée par les eaux de Contréxeville, de Pougues et de la Presle.

— *L'aménorrhée* et la *dysménorrhée* tiennent à la pléthore ou bien à l'appauvrissement du sang. Dans le premier cas : Néris, Ussat, Saint-Sauveur, sont particulièrement indiqués. Dans le second cas, préférez les sources chloro-ferrugineuses; comptez surtout sur les bains de mer,

4° *Les plaies d'armes à feu, les ulcères, les névroses, les caries, les trajets fistuleux,* subissent l'influence de Baréges, de Luchon et des deux Aix.

— Bourbonne, Cransac, Encausse, Orezza, sont douées d'une efficacité réelle contre les *cachexies métalliques et paludéennes.*

— Dans le rhumatisme chronique, l'emploi d'eaux minérales, franchement stimulantes, peut seul être recommandé. Toutefois, s'il existait des dépôts fibrineux aux articulations, il faudrait préférer les sources alcalines comme étant plus résolutives.

Cette forme de rhumatisme, connue sous le nom de rhumatisme *noueux*, est une des plus rebelles à l'action des eaux. On la combattra avec les eaux chlorurées, notamment avec les eaux de Bourbon-l'Archambault, de la Mothe, de Bourbonne et de Balaruc.

Le rhumatisme *gommeux* est modifié par les eaux de Luchon, d'Uriage et d'Aix en Savoie.

— La goutte articulaire peut être traitée par les eaux de Vichy et de Vals. Mais il est prudent de ne pas insister plus de deux ou trois années de suite. Quant à la goutte atonique, elle s'accommodera parfois des sources muriatiques thermales, telles que Bourbonne, Balaruc, Ischia. Enfin, le traitement de la cachexie goutteuse emprunte des ressources plus ou moins efficaces à Contrexéville, Vittel et Puzzichello.

Tel est, à grands traits, le cadre nosologique qui s'ouvre à l'action bienfaisante des sources minérales. Telle est aussi, prise en ses types principaux, la nomenclature des eaux que nous avions à signaler. Plus loin, les détails abondent, et le lecteur pourra se renseigner sur beaucoup de points qui ne sauraient trouver place en cette vue d'ensemble. Mais que personne ne l'oublie : les eaux minérales ont aussi leurs sirènes, et les bassins recèlent des abîmes et des périls sans nombre. Pour se garer de tant d'embûches, ce n'est pas trop du médecin qui prescrit l'eau. Il faut encore s'en rapporter aux praticiens locaux pour en régler et surveiller l'usage.

D[r] DE LA G.

CLASSIFICATION

DES EAUX MINÉRALES

Il est temps que la médecine ne laisse plus à la chimie le soin exclusif de faire la classification des eaux minérales, et il est urgent qu'elle sorte au plus vite de la confusion fâcheuse qu'ont créée toutes ces classifications, et qui, jusqu'à présent, ont empêché la constitution complète de la science hydrologique.

Comment, en effet, jeter les bases de cette science sur les données de la chimie? Qui de nous ne sait, par expérience, que les effets thérapeutiques d'une eau ne se mesurent ni à sa composition ni à son degré de minéralisation, et que le médecin s'exposerait à de graves mécomptes s'il ne se laissait guider que par le seul flambeau de la chimie?

Depuis longtemps déjà, nous avons pris à tâche de nous appuyer sur la clinique, sans méconnaître cependant les ressources que peut donner la connaissance de la composition intime des sources; nous avons cherché, comme nous l'avons dit ailleurs, à appliquer aux eaux minérales la méthode qui nous fait classer tous les autres agents de la matière médicale. Est-ce, en effet, d'après leur composition chimique que nous cataloguons l'opium, la belladonne, l'aloès, la soude, l'alun, le mercure, etc., etc.? Nos grandes divisions : les purgatifs, les calmants, les sudorifiques, etc., dans lesquelles chaque agent vient prendre place, n'ont rien à faire avec la chimie, et reposent tout entières sur l'observation médicale, sur l'empirisme, en prenant ce mot dans son sens le plus élevé.

En se plaçant donc sur le terrain purement médical, on ne tarde pas à reconnaître que les eaux minérales ont deux modes d'action bien distincts, tantôt leur action est insensible, générale sur tout l'organisme, la guérison a lieu par lysis; tantôt, au contraire, les effets sont manifestes; et, dans ce cas, ces effets sont ou diurétiques, ou diaphorétiques, ou purgatifs.

Les eaux minérales dont l'action est insensible, générale, et qui opèrent par lysis, pourraient être dites *aux minérales hygiéniques*.

Les autres, celles dont les effets physiologiques, sont en quelque sorte instantanés et manifestes, seraient les *eaux minérales thérapeutiques*.

Mais, de même que beaucoup d'agents de la matière médicale, sont tout à la fois hygiéniques et thérapeutiques, selon la dose à laquelle ils sont donnés et selon le mode d'emploi, de même, les mêmes eaux minérales peuvent être alternativement hygiéniques et thérapeutiques, selon leur dose et leur mode d'administration. Ainsi les eaux alcalines, bues en petite quantité, sont apéritives, et partant hygiéniques; prises en plus forte proportion, elles sont diurétiques, et partant thérapeutiques.

Il n'y a donc pas lieu de faire une grande classe des eaux hygiéniques, puisque nous allons toutes les retrouver dans le cadre des eaux thérapeutiques, nous conformant, en ce point, aux usages de la matière médicale, qui n'admet que des agents thérapeutiques.

Une eau minérale thérapeutique doit présenter les deux caractères suivants :

1° Produire des effets physiologiques immédiats et manifestes;

2° S'adresser à un des grands émonctoires de l'économie.

Les grands émonctoires de l'économie sont au nombre de trois, et sont :

1° Les reins;

2° L'intestin;

3° La peau.

Par conséquent, il ne doit y avoir que trois classes d'eaux minérales, qui seront :

1° Les eaux minérales diurétiques;

2° Les eaux minérales purgatives;

3° Les eaux minérales diaphorétiques.

Chacune de ces classes correspond à des divisions chimiques admises par tout le monde, et qui sont :

1° Eaux minérales diurétiques, correspondant aux eaux alcalines;

2° Eaux minérales purgatives, correspondant aux eaux salines (chlorhydratées et sulfatées);

3° Eaux minérales diaphorétiques, correspondant aux eaux sulfureuses.

Ce n'est point ici le lieu de nous étendre davantage sur une réforme que nous réclamons de tous nos vœux, et nous n'en avons parlé en cette place que pour légitimer la division en trois classes que nous faisons de toutes les eaux minérales.

Cette explication donnée, et ne pouvant ici justifier nos subdivisions médicales comme nous l'avons fait en quelques mots pour les trois grandes divisions reposant sur les émonctoires, nous revenons à l'ornière creusée par la chimie, lui empruntant encore ses expressions, qui ne disent absolument rien à l'esprit du médecin. C'est la routine ! il faut encore une fois lui obéir.

PREMIÈRE CLASSE

Eaux alcalines — diurétiques.

1er ordre. — Alcalines sodiques : Vichy, Vals, Saint-Alban, Soultzmatt, Ems, Tœplitz, Bilin, etc.;

2e ordre. — Alcalines calciques : Pougues, Contréxeville, Condillac, Ussat, etc.;

3e ordre. — Alcalines mixtes : Néris, Mont-Dore, Royat, Plombières, Schlagenbad, etc.;

4e ordre. — Alcalines ferrugineuses : Bussang, Forges, Pougues, Vittel, Lamalou, Orreza, Spa, Pyrmont.

DEUXIÈME CLASSE

Eaux salines — purgatives.

1er groupe chlorhydratées

1er ordre. — Sodiques : Bourbon-l'Archambault, Bourbonne, Luxeuil, Balaruc, Hambourg, Wiesbaden, Baden-Baden, etc.

2e ordre. — Calciques sodiques: Nauheim.

2e groupe sulfatées

1er ordre. — Calciques : Encausse, Cambo, Saint-Amand, Capvern, Louëche, etc.

2e ordre. — Calciques sodiques : Dax.

3e ordre. — Sodiques magnésiennes : Pullna, Sedlitz.

3e groupe mixtes

1er ordre. — Sodiques : Bains, Bourboule, Lavey, Marienbad, Carlsbad, Eger.

2e ordre. — Sodiques calciques : Salins, Lamotte.

3e ordre. — Sodiques magnésiennes : Eau de mer, Friedrichshall.

4e groupe. — Salines ferrugineuses : Passy, Auteuil, Cranzac.

5e groupe. — Salines iodurées : Niederbronn, Saxon, Kreutznach, Hall.

TROISIÈME CLASSE

Eaux sulfureuses — diaphorétiques.

1er groupe sulfurées

1er ordre. — Calciques : Eaux-Bonnes, Pierrefonds, Enghien, Saint-Gervais, etc.

2e ordre. — Sodiques : Barèges, Luchon, Cauterets, St-Sauveur, Eaux-Chaudes, Amélie, Ax, St-Honoré-lès-Bains.

2e groupe hydrosulfurées

1er ordre. — Salines ou alcalines; Allevard, Saint-Honoré, Bagnols, Uriage, Schinznach, Weilbad, etc.

2e ordre. — Ferrugineuses : Charbonnières, Sylvanès, Bourrasol, Barbotan.

3e ordre. — Iodurées : Challes, Bondonneau, Gréoulx, Marlioz, etc.

3e groupe. — Hyposulfitées : Gournigol.

Cette classification, moitié médicale et moitié chimique, n'est qu'une indication pour le pratricien, et n'a été dressée que dans le but de lui faciliter, sinon l'étude de l'hydrologie médicale, du moins les recherches indispensables pour l'exercice de sa profession.

Dr Félix ROUBAUD.

EAUX MINÉRALES ET BAINS DE MER

NOMENCLATURE

Des Sources minérales de la France et de l'Étranger.

NOTA. — Les stations précédées de l'astérisque * possèdent un Établissement de Bains.

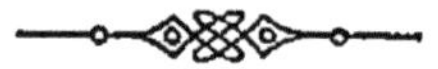

* **Abach** (Basse-Bavière).
Ligne de l'Est, par Kehl.

Eau sulfureuse, très-fortement minéralisée, 7° c. — Vaste établissement servant d'hôtel. — Prescrite contre les engorgements lymphatiques, la pléthore abdominale, le catarrhe chronique des bronches et contre certaines affections cutanées.

* **Abano** (Province de Padoue).
Ligne de l'Est, Paris-Milan, par Saint-Gothard et Padoue, 8 kil. de Padoue,

Sources chlorurées sodiques, iodo-bromurées, 80 à 84° c. — L'une des stations minéro-thermales du monde le plus anciennement connue et fréquentée. Tite-Live, Valérius Flaccus, Pline, Martial, et au moyen âge Pétrarque, y ont cherché des remèdes à leurs maux ou des distractions à leurs peines. Un oracle, non moins célèbre que la sibylle de Cumes, y prédisait l'avenir. Du mont Ixon, au milieu d'une prairie qu'entourent les Apennins, s'échappe en abondance l'onde bienfaisante. Elle alimente huit établissements thermaux. Limpide comme le cristal, elle répand une odeur de naphte et présente une saveur saline et bitumineuse. Sa minéralisation a beaucoup de rapports avec celle des sources de Balaruc, de Bourbonne, de Wiesbaden et d'Ischia.

Absac (Charente).

Ligne de Bordeaux, station de Ruffec,
10 kil. de Confolens.

Chlorurée sodique, froide. — Elle est prescrite contre l'atonie, la scrofule, les engorgements lymphatiques, le catarrhe vésical, les fièvres paludéennes sujettes à des retours instantanés et irréguliers.

Acqua Acetosa (Campagne de Rome).

Acidule gazeuse : jaillit aux portes de Rome, route de Florence, au Pente-Molle, territoire historiquement célèbre par le triomphe de Constantin sur Maxence. Eau limpide et froide, pétillante, d'une saveur aigrelette agréable, due au gaz acide carbonique qu'elle contient. Boisson de table recherchée et digne de l'être.

Facilite la digestion. Prescrite contre la dyspepsie, la gravelle, les engorgements abdominaux.

Acqua Acidula (Délégation d'Ascoli).
Ligne de Lyon-Méditerranée. — De Marseille, à Civita-Vecchia.

Ferrugineuse bicarbonatée 14° c.
Efficace contre l'atonie, les fièvres intermittentes, l'innervation, suite de fatigue ou d'excès. Boisson de table qui ressemble à l'eau française de Bussang,

Acqua Albule (Campagne de Rome).

Eau sulfureuse tiède, 24° c., très-abondante, qui doit sa minéralisation au gaz sulfhydrique. L'empereur Auguste s'y faisait donner des lotions hydrothérapiques. Elle est bien déchue de son ancienne réputation. Cependant il s'en débite quelques milliers de litres par année.
Conseillée dans les dermatoses, mais ne convenant pas à toutes ; utile dans certaines laryngites, passées à l'état chronique et dans des affections broncho-pulmonaires de nature lymphatique.

* **Acqua Santa** (Campagne de Rome).
Ligne de Lyon à la Méditerranée. — Paquebots de Marseille à Civita-Vecchia.

A 5 kil. de Rome, entre l'ancienne voie Appienne et la route actuelle qui de Rome se rend à Naples.
Carbonatée calcaire à 35° c. — Eau limpide, froide, presque inodore, mais d'une saveur désagréable, contient des sels à base de chaux, de magnésie et de soude. Établissement thermal fondé par le pape Alexandre VII, restauré par Pie VI.
En usage contre les maladies de la peau, les affections calculeuses, les engorge-

ments viscéraux consécutifs à la malaria, les diathèses herpétiques, rhumatismales, strumeuses et catarrhales, les névropathies.

* **Acqui** (Délégation d'Ascoli).

Ligne d'Italie, 31 kil. d'Alexandrie ; 40 de Gênes 837 kil. de Paris.

Source sulfurée calcique, 38 à 75° c., fournissant plus de 6 millions de litres en 24 heures.

On ne boit pas cette eau ; on l'utilise néanmoins dans les usages domestiques. La médecine la prescrit en bains, mais surtout en boues, contre les engorgements, l'atrophie musculaire, les rhumatismes, les arthrites chroniques. — Etablissement fréquenté.

Aïn-Djerob (Province d'Alger).

Aïn-Keddara (Province d'Alger).

Aïn-Zerguïn (Province d'Alger).

Sources thermales très-abondantes, mais que l'on n'a utilisées jusqu'à ce jour que pour l'irrigation des prairies ou pour les usages domestiques.

Aïn-el-Hamman (Algérie, province d'Oran).

6 kil. N.-E. de Sebdou.

Sulfurée calcique. — Source thermale, tiède très-abondante, puisqu'elle forme une petite rivière, légèrement alcaline, 25° c.

En usage en bains, par les populations indigènes et par quelques Européens, et en boisson ; en grande vénération chez le peuple arabe. — Rhumatismes et affections articulaires chroniques, cachexies, blessures anciennes.

Aïn-Mekebrita (Province de Constantine).

50 kil. de cette ville.

Source sulfureuse froide, d'une température de 16° c., l'air marquant 24° c. Elle a une minéralisation puissante.

* **Aix** (Bouches-du-Rhône).

Ligne de Lyon et de Marseille, station de Rognac jusqu'à Aix.

Dès avant l'ère chrétienne, la ville d'Aix, par la vogue de ses eaux, figurait au nombre des cités les plus florissantes de la Gaule. Sextius Calvinus, vainqueur des Saliens, y fit construire des thermes magnifiques que, plus tard, Marius embellit après sa victoire sur les Ambrons et les Cimbres. Strabon assure que la température de ces sources a diminué d'une manière sensible. De nos jours, des forages intempestifs les avaient taries pendant 25 ans.

Sources alcalines chaudes (bicarbonatées calciques), 34 à 36° c. — Action douce et lente. — Névroses, rhumatismes nerveux, convalescences difficiles.

* **Aix-les-Bains** (Savoie).

Ligne de Lyon par Mâcon et Culoz jusqu'à Aix.

Aix-les-Bains, par sa position géographique, 3 lieues de Chambéry, se trouve à la fois sur le chemin de la Suisse et de l'Italie. Sa principale curiosité est la grotte d'Alun. Promenades ravissantes ; lac du Bourget.

Climat doux et d'une salubrité rare; casino qui peut rivaliser avec les plus beaux du Rhin.

Deux sources principales : l'une dite de soufre et l'autre d'alun, déjà fréquentées sous les Romains ; sulfureuses (sulfurées calciques), 46 à 47° c. — Etablissement en voie d'une transformation complète due à la munificence de l'Empereur. — Action excitante prononcée : efficace dans le traitement des affections rhumatismales du lymphatisme, de la scrofule, des dermatoses, des dégénérescences organiques, des tumeurs osseuses, des syphilides.

Bains, douches, étuves.

* **Aix-la-Chapelle** (Prusse-Rhénane).

Ligne du Nord, jusqu'à Aix-la-Chapelle.

Grande et belle ville sur laquelle plane l'ombre de Charlemagne qui l'habita et restaura ses sources déjà célèbres. Napoléon s'y baigna également et favorisa leur exploitation.

Sources sulfureuses (chlorurées sodiques), 44 à 55° c., distinguées en sources supérieures et sources inférieures, au nombre de six. La plus chaude et la plus riche est celle de l'Empereur. On les prend en bains et en douches ; on y associe les frictions, le massage. Elles ont été l'objet d'un nombre considérable d'écrits, parmi lesquels on cite ceux du Dr Lersch.

Prescrites contre quantité de maladies : rhumatismes divers, névropathies, vieux ulcères, caries, névroses, tumeurs blanches, mais surtout contre les maladies de la peau, depuis le simple eczema jusqu'aux herbès du plus mauvais caractère.

* **Ablisbrunn** (Suisse, cant. de Zurich).

Ligne de l'Est, par Strasbourg, Bâle et Zurich.

Vaste établissement de bains d'eaux minérales artificielles, bains chauds, bains froids, bains de vapeur, douches, massage.

Situé à 70 mètres au-dessus du niveau de la mer, dans un site admirable, à l'abri des vents du nord,

Maladies rhumatismales, scrofuleuses ; névroses et névralgies; affections de la peau, goutte, etc.

* **Alet** (Aude).

Ligne d'Orléans et du Midi, ou ligne de Lyon par Cette, 2 heures de Carcassonne.

Petite ville agréable au centre d'une vallée charmante.

Eau tiède et limpide (bicarbonatée-phosphatée-calcique), 30° c.

Les sources d'Alet jouissent d'une popularité toujours croissante. Légèrement tièdes et à peine minéralisées, elles appartiennent à la classe des eaux alcalines calcaires. Elles sont bien supportées par l'estomac. Il existe à Alet un établissement qui paraît appelé à un sérieux avenir. A proximité, une source très-riche en phosphate gazeux.

Dyspepsie, migraine, chlorose, affections des organes génito-urinaires, lymphatisme.

Alger (Province).

Dans cette province, si riche en sources minérales, on cite particulièrement :

1° L'Hamman-el-Hamé, cercle de l'Ouarenensis, source thermale sulfureuse abondante ;

2° Les sources sulfureuses et thermales de Berouaghia, à 22 kilomètres S.-E. de Médéah. Il s'y trouve une piscine ;

3° Les sources thermales de la rive gauche de l'Oued-Okris, 44 kilomètres d'Aumale ;

Ces différentes eaux jouissent d'une réputation thérapeutique méritée et les Arabes en font usage;

4° Les sources thermales alcalines et salines de Hamman-Rhira, et Hamman-Melouan (V. ces noms);

5° La source ferrugineuse de la fontaine des cèdres, près de Teniet-el-Haad et celle d'Aïn-Hamza (V. ces noms);

6° Les sources alcalines et ferrugineuses de l'Oued-Edzelat (V. ce nom), du Frais-Vallon (environs d'Alger), la source acidulée ferrugineuse de Mouzaïa-les-Mines, toutes froides, agréables, et employées comme boissons.

* **Allevard** (Isère).

Ligne de Lyon, section et station de Grenoble.

Bourg connu depuis longtemps par ses forges d'acier, mais depuis peu d'années seulement par sa source sulfureuse froide. Le principal attrait de ce séjour consiste dans le voisinage de la Grande-Chartreuse et dans les beautés de premier ordre qu'offre au touriste le pays environnant. Glaciers. cascades, rochers à pic, ruines féodales. tout parle aux yeux, à l'esprit, aux souvenirs.

Source sulfureuse froide (sulfurée calcique), 16° c.

Administrée sous toutes les formes, mais surtout par inhalation, présente certaine analogie avec l'eau de Weilbach. — Sources annexées : l'une ferrugineuse, qui se rapproche des eaux de Bussang et de Spa ; l'autre, purgative, analogue à celles de Carlsbad et de Marienbad.

Laryngites, catarrhes bronchiques et pulmonaires, phthisie tuberculeuse, asthme, métrite chronique, affections de la peau.

Alhama de Murcie (Espagne).

Ligne française de Bayonne; ligne espagnole de Madrid.

Sulfatée-calcique, chlorurée-potassique, 33 à 45° c. — Trois sources.

Rhumatismes, fièvres intermittentes paludéennes, dégénérescences lymphatiques, syphilides, dermatoses, affections des voies urinaires.

Altwasser (Silésie prussienne).

40 minutes de Salzbrunn.

Eaux ferrugineuses froides (ferro-calciques) contenant beaucoup de gaz acide carbonique, ce qui les rend agréables et légères.

On les prend surtout en boisson; on les associe aux eaux de Salzbrunn.

Médication tonique et stimulante, recommandée contre la cachexie lympatique, l'appauvrissement du sang, la chlorose, les débilités d'estomac.

* **Amélie-les-Bains** (Pyrénées-Orientales).

(Anciens bains d'Arles).

Ligne d'Orléans et du Midi, section de Narbonne.

Le village d'Amélie-les-Bains, distant de quelques minutes d'Arles, est situé sur la rive droite du Tech, près de la petite rivière de Mondony, dans une vallée étroite, malheureusement peu favorisée du soleil. Les bains se trouvent au pied d'une colline que surmonte la forteresse élevée en 1670, par Vauban, pour mettre no:re frontière à l'abri des attaques de l'Espagne, et tenir en respect la population insoumise du Vallerpir. Ancien therme romain d'une grande réputation, même au moyen âge.

La création récente d'une sous-intendance militaire aux bains d'Amélie prouve le développement progressif de cette station médicale.

Sources sulfureuses (sulfurées sodiques), 32 à 68° c.

Etablissement Pujade et établissement Hermabessière. — Vaste hôpital militaire où les malades sont en traitement pendant l'hiver comme pendant l'été.

Affections catarrhales et pulmonaires, rhumatismes, dermatoses, scrofules.

* **Amphion** (Haute-Savoie).

Ligne de Paris à Lyon et Genève.
Paquebots sur le lac.

Alcaline et ferrugineuse bicarbonatée, froide.

En boisson, dans les chloroses et les affections anémiques. — Etablissement au bord du lac, près d'Evian. — Site agréable. — Cette eau supporte le transport, sans altération. La source ferrugineuse est fréquentée depuis plusieurs siècles, l'alcaline n'est connue et appréciée que depuis huit ans. Cette dernière rivalise avec Evian.

Andabre (Aveyron).

Ligne d'Orléans et du Midi.

Eaux ferrugineuses carbonatées, froides, situées dans l'arrondissement de Saint-Affrique. Moins minéralisées que celles de

Vichy, auxquelles on les a comparées. Conviennent mieux, parfois, aux constitutions débiles.

* **Antogast** (Grand-Duché de Bade).

Ligne de l'Est, chemin de fer de Strasbourg et de Strasbourg à Bade.

Eaux thermales salines, trois sources, dans la vallée pittoresque de la Rench. Établissement au pied du Knebis, vue magnifique bornée au loin par les plateaux de la Forêt-Noire, des Vosges et des Alpes.

Emploi des eaux en boisson, en bains, en douches. Consulter les ouvrages des Drs Bæckmann, Bunsen, Heyfelder, Koelrenter, A. Robert, Salzer, et le Guide de M. James, dans ce qu'il dit des eaux de Bade.

***Appollinaires** (Eaux dites de Vicarello). États pontificaux.

Ligne de Paris à Rome, par Marseille et Civita-Vecchia, 3 heures de Rome.

L'un des plus anciens établissements de l'Europe, fondé par les Étrusques, antérieur de plusieurs siècles à la fondation de Rome, mais fréquenté déjà bien auparavant, ainsi que l'ont prouvé certains dépôts monétaires et divers *ex voto* du plus haut intérêt, découverts au fond des sources libératrices.

Eaux salines sulfatées chaudes, 45° c. Limpides, abondantes, d'une saveur salée, d'une teinte opaline, peu minéralisées; convenables dans l'aménorrhée, les rhumatismes, la goutte, les engorgements granuleux.

Aqui ou Casciana (Toscane).

Aqui, c'est l'ancien nom. *Voy*. Casciana.

***Archena** (Espagne, province de Murcie).
Ligne de Lyon et de la Méditerranée.
Paquebots de Marseille à Alicante.

Sources sulfureuses très-abondantes, à 52° c.

Prescrite contre les affections de la peau, mais particulièrement contre les syphilides et les scrofules. Station fréquentée. Etablissement peu considérable, laissant beaucoup à désirer.

Arechevaleta (Espagne, province de Guipuscoa).
Lignes d'Orléans et du Midi, par Bayonne et Irieix.

Sources sulfureuses (sulfatées calciques), à 17° c.

En boisson et en bains contre les maladies cutanées, les rhumatismes, les scrofules.

Asciano (Toscane).
Ligne de Paris, à Pise, par Marseille et Livourne; 30 min. de Pise, près Saint-Julien.

Source gazeuse froide, très-agréable en boisson, et dont il se fait à Pise une consommation très-grande. D'un usage médical presque fantaisiste. Profitable aux estomacs paresseux.

*** Audinac** (Ariége, arr. de Saint-Girons).
Ligne de la Méditerranée et du Midi, par Agen et Toulouse.

Sulfureuse tiède (sulfatée calcique), 21 à 22° c.

Deux sources : la source des bains et la source Louis. Cette dernière exclusivement employée pour boisson. Affections chroniques des viscères abdominaux, diarrhée atonique, leucorrhée, catarrhe vésical.

Aulus (Ariége, arrondissement de Saint-Girons).

Ligne d'Orléans et du Midi jusqu'à Toulouse.

Le village d'Aulus est situé au pied des Pyrénées orientales, à 33 kilomètres de Saint-Girons. Source au pied de la montagne de *las Costos*, rive gauche du Garbet.

Eau sulfureuse (sulfatée calcaire), 20° c., limpide, se rapprochant, par ses diverses qualités, de l'eau d'Audinac et de l'eau d'Encausse. V. ces noms.—Les deux établissements d'Aulus laissent beaucoup à désirèr.

Asthénie de l'estomac et des intestins, affections syphilitiques chroniques.

Aumale-sur-la-Bresle (Seine-Inférieure).

Ferrugineuse (froide).

Très-recommandée en boisson, dans la dyspepsie, les chloroses, les dégénérescences lymphatiques, les scrofules.

* **Auteuil** (Seine).

Ligne de l'Ouest, gare Saint-Lazare, ou chemin de fer américain.

Sur le plateau qui domine le village d'Auteuil, aujourd'hui réuni à Paris, et à quelques pas du bois de Boulogne, se trouve une source ferrugineuse froide, appelée source Quicherat, du nom de celui qui l'a découverte. Cette eau, par sa composition, tient le milieu entre les sources de Passy et de Cransac. Elle contient des sels à base de chaux, de soude et de magnésie et présente une température tiède, 28° c. On vient de construire près de la source un pavillon élégant où l'on administre des douches et des bains.

L'eau d'Auteuil convient dans les gastralgies, les affections chlorotiques et l'anémie. On la boit pure, et dans les repas, mêlée si l'on veut avec le vin.

Avène (Hérault, arrond. de Lodève).
Ligne de la Méditerranée et du Midi; 16 kil. de Lodève et de Bédarieux.

Simple village; source bicarbonatée calcique, 28° c. — Onctueuse au toucher; composition insignifiante où entre, dans de faibles proportions, la soude, la chaux et la magnésie. — En bains et en douches.— Dartres, scrofules, affections de la matrice, pâles couleurs, atonie, ulcères.

* **Ax** (Ariége, arrondissement de Foix).
Ligne d'Orléans à Bordeaux et Toulouse.

Petite ville pittoresque que traversent trois torrents et de laquelle jaillissent 58 sources minérales, toutes sulfureuses, coulant la plupart sur la voie publique.

Les eaux d'Ax se rapprochent beaucoup de celles de Luchon; elles sont excitantes et réussissent d'autant mieux que l'affection a perdu tout caractère aigu.

Ax possède trois établissements : le Couleubret, le Teich et le Breilh. Dans chacun d'eux on donne des bains et des douches. Leur aménagement laisse beaucoup à désirer.

Eau sulfurée sodique, 35 à 77° c., mise en crédit par saint Louis, revenant de Palestine. Affections de la peau, rhumatismes, affections catarrhales, nerveuses, lymphatiques.

* **Bade** (Baden-Baden, gr.-duché de Bade).

Ligne de l'Est. — Voie ferrée de Paris à Bade.

Ville charmante, peuplée d'étrangers, appartenant surtout au demi-monde, c'est la *Civitas Aurelia* des Romains, et aujourd'hui la capitale d'été d'une partie de l'Europe. Beaux sites, jolies promenades. — Sources salines chlorurées (sulfurées sodiques), 30 à 67° c. — Eaux limpides, légèrement salées, principalement employées en bains. — Etablissement magnifique dit la *Trinkalle*, où l'on trouve réunies les eaux transportables des principales sources connues. — Affections de la peau, rhumatismes, scrofules, catarrhes, dyspepsies, paralysies,

* **Bade** (Autriche, près Vienne).

Ligne de Paris à Munich, Salzbourg et Vienne.

Ville qu'un incendie récent vient de faire réédifier presque entièrement. C'est l'Enghien des Viennois. On y voit de somptueux édifices consacrés à la médication. Affluence considérable de baigneurs, qu'attire l'efficacité des eaux et la magnificence des forêts circonvoisines.

Sources sulfureuses (sulfatées calciques), 28 à 40° c. — Se rapprochant des eaux d'Aix-en-Savoie et d'Aix-la-Chapelle.

Affections rhumatismales, dermatoses, engorgements scrofuleux, ulcères anciens, catarrhes chroniques.

* **Bade** (Suisse, canton d'Argovie).

Ligne de l'Est.—Voie ferrée de Bâle et Zurich à Bade même.

Le *Thermæ-Helvetiæ* des Romains. Petite ville irrégulièrement bâtie.

Source sulfureuse (sulfatée calcique), 46 à 50° c. — Eau limpide, gazeuse, de saveur douceâtre, avec arrière-goût salé, peu agréable. — On la prend surtout en bains et en douches.

Affections rhumatismales, névropathies, engorgements glandulaires, tumeurs osseuses, dégénérescences occasionnées par la goutte.

* **Badenweiler** (Gr.-duché de Bade).

Ligne de l'Est. Chemin de fer de Strasbourg.

Source alcaline tiède, 27° c.

Bains et douches. Établissement confortable ; promenades agréables et variées.— Systèmes divers de médication par les bains de vapeur et de sapins, par le lait de chèvre et le petit-lait.

Action des eaux moins réelle peut-être qu'on ne le suppose. Conseillées dans les mêmes cas que celles de Baden-Baden.

* **Bagnères-de-Bigorre** (H.-Pyrénées).

Ligne d'Orléans et Bordeaux jusqu'à Bagnères.

C'est la métropole des stations balnéales des Pyrénées, entourée de sites charmants, sous un ciel délicieux. Séjour des plus agréables, bâti sur la rive gauche de l'Adour, au débouché du Val-de-Campan.

Bagnères-de-Bigorre possède au moins trente sources minérales.

Employées surtout en bains.

Anémie, chlorose, névralgies rhumatismales, palpitations nerveuses, affections cutanées, phthisie pulmonaire au début, marasme provenant de déperditions du fluide nerveux, chez les artistes et les gens de lettres.

* **Bagnères-de-Luchon** (Hte-Garonne, arrondissement de Saint-Gaudens).

Ligne du Midi jusqu'à Montrejean.

La ville de Luchon, l'*Aquæ Balneariæ Luxovienses* des Romains, est au centre d'une des plus magnifiques vallées pyrénéennes. Le quartier neuf, ou d'Etigny, présente une longue avenue plantée de quatre rangées de tilleuls, que bordent des habitations destinées à loger les baigneurs. C'est à l'extrémité méridionale de cette allée, et au pied de Super-Bagnères, que jaillissent les sources de Luchon.

Eaux sulfureuses chaudes (sulfurées sodiques), 34 à 68° c. On les prend sous toutes les formes, en boisson, bains, demi-bains, douches, étuves, lotions, injections, inhalations.

Les eaux de Luchon conviennent dans la plupart des cas où celles de Baréges sont indiquées, savoir : contre les affections rhumatismales chroniques, la diathèse scrofuleuse et ses manifestations si variées, les engorgements glanduleux, les ulcères, les fistules, les rétractions tendineuses, les caries, les nécroses, les dermatoses, et en première ligne les eczemas chroniques, locaux ou généraux, les lichens, les impétigos, les syphilides, cachexies mercurielles, etc.

* **Bagnoles** (Orne).

Ligne de l'Ouest-Bretagne, station d'Alençon.

Eau sulfatée calcique, 28° c., incolore, onctueuse, presque sans saveur, mais odorante.

Cet établissement isolé est situé dans une vallée très-pittoresque, voisine de la magnifique forêt d'Andaine, sur les confins du Maine et de la Normandie. —Deux sources abondantes, — On fait usage de ces eaux en lotions, douches, piscines et étuves, dans les affections scrofuleuses, les blessures, les ulcères, les maladies de la peau, les engorgements abdominaux, les gastralgies. On loge dans l'établissement.

Bagnols (Lozère, arr. de Mende).

Ligne de Lyon à Marseille,
Station de la Croisière, 20 kil. de Mende.

Eau sulfurée sodique, 43° c.

Village agréablement situé. Prise en boisson et en bains, cette eau exerce une action excitante, moins cependant que la plupart des sources sulfureuses des Pyrénées dont elle rappelle quelques-unes des propriétés thérapeutiques. Elle est limpide; elle exhale une odeur hépatique.

* **Bains de la Reine** (Les) (Algérie). province d'Oran

Ligne de Lyon et de la Méditerranée.
Paquebots de Marseille à Oran.

Station désignée par les Arabes sous le nom de Mers-el-Kébir.

Eaux chlorurées sodiques 47°c., qui sourdent à 50 mètres de la mer. Rhumatisme, scrofule, hépatite, fièvre intermittente.

* Bains-les-Bains (Vosges).

Ligne de l'Est, station d'Epinal.
Chemin de fer jusqu'à la station de Saint-Loup.
Voitures.

Eaux salines, sulfatées sodiques, 28 à 50° c.

Petite ville située dans un joli vallon qu'entourent des monticules boisés, à contours gracieux. Il y a dix sources, dont les deux principales sont la Grosse Source et la Source Tiède.

Bains possède deux établissements thermaux : le bain Romain et le bain de la Promenade.

L'effet thérapeutique des eaux de Bains est à la fois fortifiant et calmant; ce sont, au dire de Bailly père, autant de sources bien plus hygiéniques que médicinales. Elles ont une propriété sédative, réussissent dans les cas de langueur et d'irritabilité nerveuse, surtout chez les femmes. On les emploie comme les eaux de Plombières, en boisson, en bains, en douches.

* Balaruc (Hérault, arr. de Montpellier).

Ligne de Lyon, Tarascon et Cette. De Cette à Balaruc, 20 minutes.

Source saline, chlorurée sodique, 48° c.

Joli village agréablement situé sur les bords de l'étang salé qu'alimente la mer vis-à-vis de Cette, sur la rive opposée. La source est jaillissante. Son eau très-limpide, d'une saveur salée et piquante, laisse échapper du gaz acide carbonique. Elle a des propriétés excitantes et convient de préférence aux tempéraments lymphatiques; on l'a vantée contre les paralysies. On la boit à faible dose. — Beau ciel, mais chaleurs excessives pendant l'été.

* **Barbotan** (Gers, arr. de Condom).

Ligne d'Orléans et du Midi, station de Port-Sainte-Marie, 1 kil. de Casaubon, 2 kil. de Cause.

Eau sulfatée calcique et ferrugineuse bicarbonatée, 32 à 38° c.

Les sources minérales du village de Barbotan sont moins employées que ses boues, qui jouissent depuis un temps immémorial d'une remarquable notoriété. L'efficacité de ces dernières contre les affections rhumatismales chroniques n'est nullement douteuse. On les utilise comme à Saint-Amand. Du gaz sulfhydrique s'en dégage.

* **Baréges** (Hautes-Pyrénées, arrondissement d'Argelès).

Ligne de Bordeaux et du Midi jusqu'à Tarbes. Voitures de Tarbes à Baréges.

Sources sulfureuses chaudes, sulfurées sodiques, 31 à 35° c.

Baréges est situé à sept kilomètres de Luz, sur la rive gauche d'un gave impétueux, le Bartan, dans la gorge la plus affreuse et la plus sauvage qu'on puisse imaginer. Le pic d'Ayré protége le village contre la chute des neiges et des glaces. Un hospice civil et un hospice militaire, quelques maisons qui représentent un lieu de campement, tel est le séjour de cette célèbre station dont la renommée date d'un voyage de madame de Maintenon qui, en 1675, y conduisit le duc de Maine. — Séjour triste, sujet à de fréquentes variations atmosphériques.

Les eaux de Baréges, employées surtout sous forme de bains, sont souveraines dans le traitement des anciennes blessures, contre les paraplégies essentielles, les vieilles entorses, les roideurs articulaires, les engorgements consécutifs aux fractures et aux luxations, les syphilis invétérées, les affections mercurielles.

La source du Tambour est celle qui fournit à la buvette et à l'expédition des eaux; on l'utilise contre un grand nombre de maladies, qui se trouveraient également bien de celles de Cauterets et de Luchon. L'action des eaux de Baréges, quelquefois excessive, oblige d'en suspendre l'usage. La source de Baréges, Barzun, plus douce, est aussi plus convenable aux tempéraments délicats.

* **Bath** (Angleterre, comté de Somerset).

Ligne du Nord, section de Calais.

Thermales alcalines (sulfatées calciques), 43 à 47° c.

Sources abondantes, au nombre de trois, qui sourdent dans une belle vallée sur les rives de l'Avon.

Névropathie, hypocondrie, hystérie, chlorose, rhumatismes, affections goutteuses, paralysies, etc.

* **Battaglia** (Vénétie).

Ligne de Paris à Abano,
par Marseille et Padoue. Une heure de voiture.

Sources sulfureuses, froides et chaudes, que minéralise le gaz sulfhydrique, et qui jaillissent à 2 milles de Battaglia. Ce sont des eaux que les Romains groupaient sous la dénomination de *Thermes Euganées*; la préférée est dite *Raineriana*, ou de la côte; établissement mal tenu, peu fréquenté, méritant de l'être néanmoins, eu égard à l'eau médicatrice.

On croit que l'iode et le brome entrent, d'une manière notable, dans la composition de la *Rainerianu.*

Bauche (La).

Voyez La Bauche.

***Bertricht** (Prusse ; régence de Coblentz)

Ligne de l'Est, par Metz, Luxembourg, Trèves et Alf.

Eaux alcalines à 32° c.

Employées surtout dans les affections rhumatismales chroniques.

Bilazais (D.-Sèvres, arr. de Bressuire).

Ligne de L'Ouest; section de Poitiers à la Rochelle, station de Saint-Maxent.

Eau sulfureuse (sulfurée calcique), 18° c.

Affections cutanées, chlorose.

* **Bilin** (Bohème, régence d'Eger).

Ligne de Paris à Francfort, Dresde et Téplitz, station à Aussig, puis voitures ; 10 kil. de Téplitz.

Source alcaline froide (sodique et carbonatée) désignée par quelques auteurs, par la qualification assez juste de *Vichy froid.*

Ville ancienne, aujourd'hui de peu d'importance, mais où se rendent beaucoup de malades. Jolies promenades, pays pittoresque.

Eau agréable, aigrelette et piquante, jouissant de propriétés fondantes caractérisées. Convenable dans le traitement des engorgements glanduleux; des dégénérescences lymphatiques. S'expédie au loin.

* **Birmensdorf** (Suisse, cant. d'Argovie).

Ligne de Paris à Baden; court trajet en voitures; 2 kil. de Baden

Source chlorurée sodique.

Pays calme et triste, quoique semé d'arbres. Petit établissement insignifiant; des baigneurs du pays, en nombre peu considérable.

Cette eau, qui a beaucoup d'analogie avec les sources de Bohême, jouit d'une vertu purgative prononcée. On ne la prescrit guère en France, mais elle s'exporte en Suisse d'une manière notable.

Biskra (Environs de).

Non loin de cette localité dont l'importance s'accroît de jour en jour, existent des sources thermales, sulfureuses et ferrugineuses, d'une température de 45° c., lesquelles jaillissent au fond d'une grande piscine servant de baignoire commune et donnant, par seconde, 50 litres de liquide. Les Arabes fréquentent beaucoup ces sources.

* **Bocklet** (Bavière).

Ligne de l'Est; de Paris à Forbach, Francfort, Wurzbourg, Schweinfurt, et Kissingen, 5 kil. de cette dernière station.

Sources ferrugineuses froides, 10 à 15° c; ferro-carbonatées, sensiblement gazeuses.

Petit village sans importance, sans commodité de séjour, sans ressources. On s'y rend de Kissingen, comme but de promenade hygiénique.

Eaux utilisées en bains et en boissons; très-toniques, très-légères et agréables.

Affections chloro-anémiques et catarrhales.

* **Bondonneau** (Drôme, arrondissement de Montélimart).

Ligne de Lyon à la Méditerranée, 3 kil. de Montélimart.

Source découverte depuis peu d'années et sur le mérite de laquelle la science n'a pas encore prononcé d'une manière définitive. Alcaline sulfureuse (sulfurée calcique, iodurée et gazeuse), 15° c., renfermant des bromures et iodures, du gaz sulfhydrique. Un établissement en voie de prospérité qui date de 1860.

Dartres, scrofule, rhumatismes, affections utérines.

* **Borcette** (Prusse).

Ligne du Nord, par Liége et Aix-la-Chapelle.

Sources sulfureuses, alcalines et ferrugineuses (sulfurées calciques), 50 à 78° c.

Le bourg de Borcette est assis au centre d'une immense forêt de chênes où Charlemagne se livrait aux plaisirs de la chasse. La fréquentation de ces sources date seulement du moyen âge Elles sont nombreuses et abondantes. On distingue surtout le *Kochbrunn*, la *Rose*, *l'Epée*. La source ferrugineuse, dite *source Guillaume*, a pris son rang depuis peu d'années. — Mêmes propriétés que les eaux d'Aix-la-Chapelle.

Affections de la peau, rhumatismes, tumeurs blanches, goutte, névroses, névralgies, affections utérines

* **Boulou** (Le) (Pyrénées-Orientales).

Ligne de la Méditerranée.

Bicarbonatée sodique, 17° c.
Rhumatismes, névralgies, anémie.

Bou-Merzoug (province de Constantine).

Sources thermales que les Romains ont utilisées. Ils les faisaient arriver par des canaux, jusque dans Constantine.

* **Bourbon-Lancy** (Saône-et-Loire).

Ligne d'Orléans et du Bourbonnais,
Station de Moulins.

Sources salines et chlorurées (chlorurées sodiques), 28 à 60° c.

L'histoire raconte que Catherine de Médecis, envoyée à Bourbon-Lancy par son médecin, Fernel, vit cesser la stérilité dont elle était affligée depuis dix ans. Aujourd'hui encore ces eaux sont en faveur contre la stérilité ; leurs propriétés les rapprochent beaucoup des eaux de Néris, et les rendent utilisables dans les engorgements utérins, les affections nerveuses et certaines formes de rhumatismes peu accentués, mais persistants.

Les sources sont divisées; elles varient quant à la température et quant au degré de minéralisation. Elles jaillissent d'une masse de rochers taillés à pic. Hospice monumental pouvant contenir quatre cents lits, dû à la dotation d'Aligre. Eaux employées surtout en bains.

Bourbon-l'Archambault (Allier).

Ligne de Lyon et de Moulins, section de Moulins à Montluçon, station de Souvigny.

Sources salines et chlorurées (chlorurées sodiques), 52° c.

Bourbon-l'Archambault fut le Vichy du dix-septième siècle : Louis XIV y vint deux fois ; Boileau, Racine et madame de Sévigné datèrent souvent de Bourbon des pages qui seront lues par la postérité la plus reculée. On y remarque une très-belle avenue de marronniers plantés par madame de Montespan. C'est presque la seule distraction de ce triste séjour. Une seule source thermale, mais abondante.

Les eaux de Bourbon-l'Archambault sont renommées contre les rhumatismes, la plupart des maladies des os ou des ligaments, les engorgements articulaires et les commencements d'ankylose. On les a vantées avec raison contre certaines paralysies d'origine traumatique.

L'établissement thermal renferme quarante baignoires, des douches variées et des étuves.

* **Bourbonne** (Haute-Marne).

Ligne de l'Est,
Section de Mulhouse jusqu'à La Ferté.

Sources salines chlorurées (chlorurées sodiques), 46 à 64° c.

Les eaux de Bourbonne sont, avec celles de Balaruc et d'Uriage, les plus fortement salines que nous ayons en France. Les Gaulois et les Romains avaient déjà reconnu leur efficacité. Les sources sont au nombre de trois, savoir : la Fontaine-Chaude, le Puisard et la source de l'hôpital militaire. Les bains et les douches constituent en grande partie la médication de cette station; on donne habituellement la douche après le bain.

Les paralysies caractérisées par l'atonie et la faiblesse, les plaies d'armes à feu, les névralgies sciatiques, la contracture des membres, les fausses ankyloses, les coxalgies commençantes, et surtout les caries et les nécroses, telles sont les affections diverses qui sont heureusement traitées par l'emploi de ces eaux. Elles guérissent les engorgements des viscères de l'abdomen, consécutifs aux fièvres intermittentes. — Etablissement très-simple, datant du siècle dernier. — Hôpital militaire important.

* **Bourboule** (La) (Puy-de-Dôme, arrondissement de Clermont).

Ligne de Lyon et du Bourbonnais, station de Clermont; 7 kil. de Mont-Dore.

Sources salines chlorurées (chlorurées sodiques), 52° c.

Eaux fortement minéralisées et gazeuses. Saveur saline.

Ces eaux sont les plus arsenicales que l'on connaisse; toniques et fortifiantes, l'estomac les supporte très-bien. L'eczéma, les affections scrofuleuses, les engorgements articulaires réputés incurables, cèdent souvent à l'action des douches et des bains.

Boutan (Le), dans l'Indoustan.

Source sulfureuse qui jaillit au pied de la forteresse d'Ouandipore. Elle jouit d'une réputation très-étendue parmi les Indiens, qui la considèrent comme miraculeuse et sainte.

* **Brides** ou **La Perrière** (Savoie).

Ligne de Lyon, section et station de Chambéry; 5 kil. de Meretiers; 4 de Salins.

Sulfurée calcique, 36° c.

Eaux richement minéralisées. Établissement bien organisé pour l'administration des bains ordinaires, des bains de vapeur et des douches. Bues à la dose de quatre à cinq verres, elles sont laxatives.

Station affectée au traitement des engorgements des viscères abdominaux, de certaines affections scrofuleuses des muqueuses, de l'état saburral des voies digestives.

* **Brousse** (Turquie d'Asie, Anatolie).

Eaux alcalines thermales à 45° c.

Au pied du mont Kalaback jaillissent sept sources différentes qui alimentent une vingtaine d'établissements de bains publis et privés. Le volume du liquide de ces sources a doublé depuis le tremblement de terre qui a bouleversé, en 1855, le sol du pays.

Eaux en grande réputation dans tout l'Orient; recommandées dans les affections rhumatismales chroniques, la goutte, les dégénérescences osseuses, les tumeurs lymphatiques, etc. L'une des sources est particulièrement prescrite dans la thérapeutique des ophtalmies anciennes et congéniales, si communes en Asie.

Etablissements thermaux d'une véritable magnificence : affluence considérable de baigneurs.—Quelques médecins d'Europe et indigènes.

* **Bruckenau** (Bavière, B.-Franconie).

Ligne de l'Est par Mayence et Darmstadt, station voisine de Kissingen.

Eau ferrugineuse bicarbonatée, 7° c.

C'est à 5 kilomètres du village de Bruckenau que se trouvent les sources. Elles renferment moins de fer, mais plus de gaz acide carbonique que les sources de Bocklet. La source dite *Bruckenauer-Stahlwasser*, très-abondante, est considérée comme la plus pure de toutes les eaux ferro-gazeuses de l'Europe. Elle a une saveur piquante agréable. Kursaal magnifique, élevé aux frais du roi Louis de Bavière qui, d'habitude, se rendait chaque année à Bruckenau. — Fréquentées par la société aristocratique allemande. Eaux employées surtout en bains.

Anémie, chlorose, hypocondrie, affections de la peau.

* **Busot** (Espagne, province d'Alicante).

Ligne de Lyon et de la Méditerranée, paquebot de Marseille à Alicante.

Eau sulfatée magnésique thermale, à 14° c.

Etablissement de bains qui peut recevoir cinquante familles.

Rhumatismes, goutte, névroses et névralgies, cachexies héréditaires, syphilides, dermatoses, etc.

Près de cette station se trouve une caverne célèbre, dite Bouche-d'Enfer, d'où s'échappent des vapeurs brûlantes, tandis que des anfractuosités du rocher coule une source d'eau vive excellente.

2.

Bussang (Vosges, arrondissement de Remiremont).

Ligne de l'Est, au bord de la Moselle; 28 kil. de Remiremont.

Alcaline, ferrugineuse, bicarbonatée et arsénicale, 13° c.

Eaux limpides, agréables, aigrelettes, qui supportent le transport et qui mériteraient à tous égards un établissement, car elles participent de l'action des eaux gazeuses et de celle des eaux ferrugineuses. — Deux sources. — Sites pittoresques, promenades agréables, vie à bon marché.

Dyspepsie, gastralgie, chlorose, gravelle.

* **Cadéac** (Hautes-Pyrénées, arrondissement de Bagnères-de-Bigorne).

Ligne du Midi, station de Tarbes.

Eaux sulfureuses calciques, 13 à 15° c.

Affections de la peau, rhumatismes, scrofules, névralgies, tumeurs anciennes, catarrhes, engorgements chroniques des viscères abdominaux.

Cadéac occupe un site enchanteur dans cette vallée d'enchantements qu'on appelle la Vallée d'Aure. Deux établissements séparés par la Neste et dont les produits, remarquables par leur stabilité, sont identiques.

* **Caille** (La) (H.-Savoie, près d'Annecy).

Ligne de Lyon et de Genève.

Sources sulfureuses-alcalines (sulfurées calciques), 31° c.

Au bord du torrent des Usses se trouvent quatre bâtiments destinés aux baigneurs ou se rattachant à l'aménagement des eaux. Deux sources : la source du Château et la source Saint-François, cette dernière plus particulièrement utilisée en boisson. — Les deux sources sont applicables aux irritations chroniques du larynx et des bronches, à l'asthme humide, aux dyspepsies par atonie. — On soumet l'eau à une caléfaction artificielle. — Les Romains ont fréquenté les sources de la Caille. — Etablissement moderne, à vaste piscine, et où la prise des douches est bien organisée. — Séjour qui ne manque pas d'agrément par ses aspects, ses promenades et le sans-façon de la vie qu'on y mène.

Applicables aux irritations chroniques du larynx et des bronches, à l'asthme humide, aux dyspepsies par atonie.

Caldaniccia (Corse).

Ligne du Midi; paquebot de la Corse, 12 kil. d'Ajaccio, dans la montagne.

Sources sulfureuses (sulfurées sodiques), 35° c.

Regardées comme de *petites eaux* par les médecins du pays. Elles sont la préface d'un traitement sérieux : rhumatismes, scrofules, névralgies.

Caldas-de-Besaya ou de **Buelna** (Espagne, province de Santander).

Ligne du Midi, par Bayonne.

Eau thermale, saline, imparfaitement analysée, 38° c.

Prescrite aux rhumatisants, aux goutteux, aux individus atteints de dermatoses.

Caldas-de-Cunlis (Espagne, province de Tontevedra).

Ligne d'Orléans et du Midi, par Bayonne.

Eaux sulfureuses thermales, de 20 à 60° c.

Maladies cutanées, douleurs rhumatismales, syphilides, affections articulaires anciennes. — Plusieurs sources; plusieurs établissements particuliers.

Caldas-de-Oviedo (Espagne, province d'Oviedo).

Ligne d'Orléans et du Midi, par Bayonne et Irieix.

Eaux alcalines, à 43° c.

Rhumatismes, affections articulaires et goutteuses, dermatoses, dégénérescences lymphatiques.

* **Caldas-de-Rainhas** (Portugal, province de l'Estramadure).

Ligne de l'Ouest. Bateaux à vapeur de Nantes à Lisbonne.

Eau thermale chlorurée-sodique, à 33° c.

Etablissement hospitalier, fondé en 1481, par la reine Eléonore, femme de Jean II. — Favorable surtout aux rhumatisants et aux goutteux.

* **Cambo** (Basses-Pyrénées).

Ligne d'Orléans et du Midi, section et station de Bayonne.

Eaux sulfurées-calciques et ferrugineuses: celles-ci 22 à 23° c.; celles-là 15 à 16° c.

Cambo, sur la Nive, peut être l'objet d'une pérégrination à travers une des vallées les plus gracieuses des Pyrénées.

Mais, au point de vue balnéaire, c'est une station qui ne pourrait prétendre à la visite des malades sérieux.

Etablissement fait surtout pour les gens du pays, l'insignifiance de ces eaux ne pouvant attirer des baigneurs étrangers. Un mode de traitement par le petit-lait semble en se combinant avec les eaux minérales de la localité, leur assurer quelque vogue.

Affections de la peau, engorgements des viscères abdominaux.

Camoins (Bouches-du-Rhône, arr. de Marseille).

Ligne de Paris à Lyon et à la Méditerranée; station de Marseille.

Eaux sulfurées-calciques froides, 15° c.

Conseillées dans les affections de la peau, les catarrhes chroniques, les scrofules, les ulcères anciens, les engorgements des viscères abdominaux, etc.

Campagne (Aude, arr. de Limoux).

Ligne d'Orléans et du Midi, station de Carcassonne, sur les rives de l'Aude, entre Limoux et Quillan.

Eaux chloro-sulfatées, magnésiennes et sodiques (ferrugineuses bicarbonatées), 27° c.

Dans une vallée ravissante jaillissent les sources de Campagne, dont la minéralisation faible agit néanmoins efficacement dans les affections chroniques du système lymphatique, car elles sont très-assimilables. Eaux réellement utiles dans la chlorose, le catarrhe vésical, la gravelle, les gastralgies et certains engorgements consécutifs aux fièvres intermittentes.

* **Cannstadt** (Royaume de Wurtemberg).
Ligne de l'Est, par Strasbourg, 5 kil. de Stuttgard.

Eaux salines chlorurées (sulfatées sodiques), 18 à 21° c.

Petite villes agréable, située dans une plaine très-bien cultivée.

Trente-deux sources minérales, d'un rendement considérable, ayant de l'analogie avec les eaux de Kissingen, mais préférables à ces dernières quand on veut obtenir une action dépurative et révulsive permanente. — Plusieurs établissements, trois maisons de santé, un institut orthopédique. — En boisson et en bains. — Affections lymphatiques, scrofuleuses, dyspepsie, hépatite, anémies.

* **Capvern** (Hautes-Pyrénées, arrond. de Bagnères-de-Bigorre).

Ligne d'Orléans et du Midi jusqu'à Bagnères.

Eau sulfureuse (sulfatée-calcique), 24 à 37° c.

C'est une station des plus fréquentées. On vante avec raison ses eaux dans les engorgements de la rate et du foie, dans la suppression des menstrues et du flux hémorrhoïdal. Même action que celle des eaux de Bagnères. — Etablissement très-simple.

Carcanières (Ariége, arr. de Foix).
Ligne d'Orléans et du Midi jusqu'à Toulouse.

Eaux sulfureuses, sulfurées sodiques, provenant de plusieurs sources, 25 à 59° c.

Rhumatismes, névralgies, affections cutanées.

*** Carlsbad** (Etats autrichiens, Bohême).

Ligne de l'Est, de Francfort et Bamberg jusqu'à Hof-Plauen ou Zwickau.

Sources salines sulfatées (chlorurée sodiques-sulfureuses), 40 à 74° c.

Petite ville resserrée, à rues étroites, située dans une profonde vallée, que dominent des montagnes boisées, à travers lesquelles on a ménagé des promenades ravissantes. Les sources de Carlsbad sont nombreuses, mais ne diffèrent pas l'une de l'autre ; on les croit, avec raison, originaires d'un seul et même réservoir souterrain. Le *Sprudel*, fontaine jaillissante qui bouillonne, bondit et retombe en écume, passe pour la reine des sources thermales européennes.

On prend ses eaux en boisson et en bains, mais surtout en boisson. Elles causent souvent une ivresse passagère qui impose l'obligation de distancer d'un quart d'heure chaque verrée. Action purgative ; influence profonde caractérisée souvent par une fièvre, dite thermale, qui oblige d'en suspendre l'usage. Ces eaux supportent bien le transport.

Hypertrophie du foie, goutte, gravelle, hypocondrie.

*** Carbatraca** ou **Ardalès** (Espagne, province de Malaga).

Ligne d'Orléans et du Midi, par Bayonne.

Eau sulfureuse tiède, 19° c.

Station thermale très-fréquentée, tant par la minéralisation de ses sources que par les charmes pittoresques du pays et la température.

Prescrite surtout contre les affections

cutanées et les dégénérescences lymphatiques.

Casciana (Toscane).

Ligne de Paris à la Méditerranée, par Marseille; ligne de Livourne à Pontedera. Voitures.

Sources ferrugineuses chaudes, 36° c., et source gazeuse froide.

Elles étaient connues anciennement sous le nom de Bains d'Acqui. Fréquentées par les Romains, leur réputation a traversé le moyen âge. La qualité thermale dont elles jouissent les rend particulièrement efficaces contre l'anémie, contre les paralysies par énervement, les atropies musculaires et autres maladies du même genre.

Bel établissement; casino; promenades agréables dans les riantes collines des environs de Pise. Emploi des eaux en bains et surtout en douches.

Près du village de Casciana jaillit une eau gazeuse froide, la plus riche d'Italie en acide carbonique; employée comme les eaux d'Asciano, de Seltz et de Schwalheim. Supporte le transport au loin.

Casteljaloux (Lot-et-Garonne arr. de Nérac.)

Ligne d'Orléans et du Midi, station de Marmande.

Ferrugineuse froide, 7° c.

Anémie, chlorose, convalescence des fièvres intermittentes paludéennes, engorgements des viscères abdominaux, aménorrhée.

Castera-Verduzan (Gers).

Ligne du Midi, de Bordeaux et de Toulouse jusqu'à Port-Sainte-Marie. Voitures.

Source sulfureuse et source ferrugineuse (sulfurée-calcique), 25° c.

Etablissement thermal, situé au milieu d'une riante et fertile vallée, dont le climat est pur, l'air vif et tempéré.

Emploi : bains, douches et boisson. On les coupe avec du lait. Peu fréquentées par les étrangers.

Affections cutanées, gastralgies, catarrhe pulmonaire, rhumatismes, anémie, gravelle, fièvres intermittentes.

Castrocaro (Toscane, près Forli).

Ligne du Midi, par Marseille et Livourne ; 2 kil. de Forli.

Eaux minérales froides (bromo-iodurées)

3 sources limpides, d'une composition, d'une saveur et d'une odeur qui les rapprochent de l'eau de Wildegg et de celle de Challes.

Employées contre les ankyloses, les tumeurs blanches, les engorgements strumeux et les syphilides, les maladies des os et des articulations, les affections du col de la matrice et des ovaires. Il faut persister longtemps dans leur usage.

* **Cauterets** (Hautes-Pyrénées).

Ligne d'Orléans et de Bordeaux jusqu'à Lourdes, 22 heures; voitures de Lourdes à Cauterets, 3 heures.

Sources sulfureuses sodiques et chlorurées, 30 à 59° c.

Jolie petite ville située dans une vallée longue, étroite et sinueuse que dominent de hautes montagnes. La plus riche station thermale des Pyrénées, connue très-anciennement, objet d'une description charmante par la spirituelle Marguerite de Valois. Les sources réunies fournissent plus de douze cent mille litres en vingt-quatre heures.

Les principales sources thermales de Cauterets sont au nombre de douze, savoir : six à l'est, qu'on nomme César, les Espagnols, Pauze-Vieux, Pauze-Nouveau, Rieumizet ; six au sud, la Raillère, le Petit-Saint-Sauveur, le Pré, Maauhourat, les Œufs et le Bois. Les sources de l'est sont plus sulfureuses et moins thermales que celles du sud.

On prescrit la Raillère contre les affections catarrhales et tuberculeuses des voies respiratoires. La source de César est peut-être la meilleure de Cauterets. Le traitement de l'asthme constitue sa spécialité.

* **Celles** (Ardèche, arr. de Privas).

Ligne de Lyon-Méditerranée, station de Valence ou Loriol ; 5 kil. de Layoulte et du Puzin.

Sources alcalines froides (bicarbonatées-calciques gazeuses), 25° c.

Vallée étroite et longue. Des sept sources qui desservent cet établissement, deux seulement, le Puits artésien et la Fontaine Ventadour, méritent une mention particulière.

Un liquide médicamenteux, obtenu par M. Barrier, est devenu, sous le nom d'eau des Roches, la base d'un traitement spécial de la phthisie, des scrofules et du cancer. Voir le guide de M. le docteur Constantin James sur cette méthode, dite *iatraliptique*.

Traitement efficace des affections lymphatiques et des engorgements glanduleux.

* **Cestona Guesalaga** (Espagne).

Ligne d'Orléans et du Midi.

Eaux alcalines, 32 à 36° c.

Etablissement mieux tenu que ne le sont la plupart des établissements espagnols. Affluence considérable de malades. — Dyspepsies, entéralgies, affections chroniques du foie et de la rate, catarrhes des bronches, de l'utérus et de la vessie.

* **Challes** (Savoie).

Ligne de Lyon, Genève et Chambéry, par Lodez. Voitures à Chambéry.

Sources sulfureuses et iodurées (sulfurées-sodiques), 11 à 12° c.

Eau d'une nature tout à fait exceptionnelle, très-riche en soufre, et contenant du bromure de sodium et de l'iodure de potassium en quantité notable, découverte par le Dr Domenget. — Bel établissement dans une vallée boisée. — Utilisée en boisson et en bains. Se transportant facilement. — Préconisée à juste titre contre les affections strumeuses, cancéreuses, goître, syphilides, dermatoses.

* **Challu** (Savoie).

Lignes de Lyon. à 3 heures 1/2, de Chambéry.

Sources sulfureuses et iodurées froides.

Challu est situé à 4 kilomètres de Chambéry, non loin de la grande route de Turin. La découverte de ses eaux, qui eut lieu en 1841, est due à M. le Dr Domenget. Elles renferment une quantité telle de soufre, qu'on pourrait presque les envisager comme une essence d'eau sulfureuse. Diurétiques et éminemment dépuratives, elles font merveille dans le traitement des affections scrofuleuses, syphilitiques, dartreuses ; Magendie les mettait bien au-dessus de l'huile de foie de morue et d'autres préparations du même genre.

Chamouny (Haute-Savoie).

Ligne de Lyon à Genève, station de Genève.

Source sulfureuse froide, au pied du Mont-Blanc.

Utilisée en boisson et en bains ; semblable, quant à ses propriétés, à l'eau de Saint-Gervais, sa voisine de 12 kilomètres. V. ce nom.

* **Charbonnières** (Rhône).

Ligne de Lyon ; 8 kil. de cette ville.

Sources ferrugineuses, sulfureuses et carbonatées, froides.

Station médicatrice des plus agréables, entre deux collines cultivées et boisées, sillonnées de sentiers charmants, solitaires, et aussi d'allées grandioses, tracées dans la forêt de l'Etoile.

Petit établissement : une buvette et plusieurs baignoires. — Action tonique. S'emploient comme boisson, en bains, en douches. — Dyspepsie, chlorose, scrofules, affections strameuses, engorgements glandulaires, tumeurs de la rate et du foie, maladies chroniques de matrice, etc.

* **Château-Gontier** (Mayenne).

Ligne de l'Ouest. — 3 lieues 1/2 de Laval.

Eaux ferrugineuses crénatées et carbonatées, froides.

Etablissement thermal bien tenu : bains, douches, étuve, traitement hydrothérapique. — Propriété apéritive et tonique ; — dyspepsie, anémie, chlorose, scrofule.

Châteauneuf-les-Bains (Puy-de-Dôme, arr. de Bains).

Ligne du Bourbonnais, 24 kil. de Riom

Eaux bicarbonatées-sodiques, acidulées, gazeuses, 15 à 40° c.

Village situé au centre de la Basse-Auvergne, dans un fond montagneux, aux bords de la Sioule.

Action apéritive, fondante, tonique et dépurative.—Engorgements, rhumatismes, gravelle. — Pas d'établissement.

Chateldon (Puy-de-Dôme, arrondissement de Thiers).

Lyon-Bourbonnais jusqu'à Vichy; 12 kil. de cette dernière ville.

Eau ferrugineuse bicarbonatée, froide.

Bourg qui possède cinq sources. Celle des Vignes a fait sa réputation. Utilisée dans les affections des voies digestives, très-recherchée comme boisson de table, surtout à Lyon ; se rapproche des eaux de Spa, Pyrmont et Seltz. Limpide, acidule, pétillante, légèrement tonique. Convient dans les débilités des voies digestives.

* **Chatelguyon** (Puy-de-Dôme, arr. de Riom).

Ligne du Bourbonnais et de Lyon, station de Riom.

Eaux ferrugineuses, salines, et purgatives, sulfatées-sodiques, douches, 25 à 35° c. — En bains et boisson, contre les engorgements des viscères abdominaux, les rhumatismes chroniques, la paralysie. Établissement thermal.

* **Chatenois** (Bas-Rhin).

Ligne de l'Est. — Bourg de l'arrondissement de Schelestadt.

Eaux salines froides, chlorurées sodiques, 18° c., deux sources d'une composition identique.

En bains et en boisson, action tonique, même excitante, au point de déterminer des éruptions à la peau.

Asthénie, scrofules, rhumatisme, syphilides, carie des os, périostoses, cachexie, engorgements glandulaires, ulcères dartreux, constitutions détériorées.

* **Chaudes-Aigues** (Cantal, arr. de Saint-Flour.

Ligne de Lyon et du Bourbonnais, jusqu'à Brioude.

Eau peu minéralisée, bicarbonatée sodique, 59 à 81° c.

Petite ville enfoncée dans les montagnes qui séparent l'Auvergne du Gévaudan. — Eaux ayant beaucoup d'analogie avec celles de Dax, mais plus chaudes de 18° c. Utilisées au double point de vue de l'économie domestique et de la médecine. — Excitantes, diaphorétiques ;—rhumatismes, paralysies, affections cutanées, névroses, scrofules. syphilides.

Chaufontaine (Belgique).

Ligne du Nord. 8 kil. de Liége.

Source ferrugineuse: légèrement alcaline et thermale, employée surtout en bains.

— Action tonique et diaphorétique peu prononcée, réussit aux constitutions délicates. Renommée provinciale; affluence médiocre de malades.

Cheltenham (Angleterre, comté de Glocester).

Ligne du Nord, par Boulogne et Folkestone.

Chlorurée-sodique, tiède, 30° c. — Source voisine de la Chelt.

Employée comme boisson. Les sels dits de Cheltenham sont le résidu de cette source. — Effet purgatif.

Engorgements du foie, chlorose, gastralgies, anémie.

Chianciano (Italie, province d'Arezzo).

Ligne de Lyon et de la Méditerranée. Bateaux à vapeur de Marseille.

Eaux alcalines thermales de 15 à 36° c.

Conviennent aux maladies de la peau, aux rhumatismes chroniques, aux affections articulaires, aux engorgements de la lymphe.

Chaclana (Espagne, province de Cadix).

Lignes d'Orléans et du Midi.

Sources sulfuro-alcalines à 19° c.—Deux sources.

Etablissement thermal assez bien organisé. — Maladies de peau, affections articulaires et rhumatismales.

Citara.

Ligne de Paris à Marseille et de Marseille à Naples.

Sources salines, chlorurées chaudes.

Connues dès la haute antiquité et prescrites contre la stérilité. Action tonique et stimulante bien notable. Conviennent surtout aux femmes chlorotiques, débiles, langoureuses. Ressemblent aux eaux de Gurgitello, mais renferment moins de sels alcalins, tandis qu'on y trouve du fer.

Clermont-Ferrand (Puy-de-Dôme).

Ligne de Lyon-Bourbonnais.

Eaux alcalines (bicarbonatées calciques), 20 à 34o c.

Gastralgie, dyspepsie, convalescences longues, tumeurs blanches indolentes, suites d'entorses.

Condillac (Drôme, arr. de Montélimar).

Lyon-Marseille, station de Lachamp-Condillac.

Eau légèrement alcaline et gazeuse, froide (bicarbonatée calcique).

Source située non loin de Montélimart. Eau de table susceptible d'exportation, et dont la consommation se développe tous les jours; — eau d'agrément plutôt que médicatrice. — Pas d'établissement thérapeutique

Constantine (Province de), (Algérie).

Sidi-Mimoun, Sidi-Rached, Salah-Bey, Rabah et Hamma; sources sulfureuses abondantes, non loin de Constantine.

Les sources du Hamma débitent 700 litres par seconde, et ont une température de 33o 10 c. Elles font mouvoir plusieurs moulins.

Il y a dans cette province d'autres sources sulfuro-thermales, Bou-Merzoug par exemple (v. ce nom) et celles qui alimentent l'oasis de Biskra.

On cite aussi comme très-remarquables les sources thermales de Hamman-Meskoutine, des Ribans, de Hamman-Nhaïls-Nador, etc. V. ces divers noms.

La source froide et saline de Hamman-Sidi-El-Djoudi (v. ce nom) ne mérite pas moins d'être signalée.

* **Constantinogorsk** (Russie, Cauc.).

Sources sulfatées-calciques et sodiques, tièdes à 34° c.

Ville devenue de quelque importance par sa position et par son établissement thermal très-fréquenté. L'établissement n'est pas dans la ville même, mais à proximité.

Rhumatismes, engorgements lymphatiques, tumeurs, atrophies organiques, sans inflammation, syphilides, scrofules.

Contrexéville (Vosges).

Ligne de l'Est, section de Mulhouse jusqu'à La Ferté ; voitures.

Sources alcalines froides, 12° c.

Petit village de l'arrondissement de Mirecourt. Sources jaillissantes au milieu d'un parc. Les eaux de Contrexéville diffèrent des eaux de Vichy par deux points essentiels : elles conviennent à toute espèce de gravelle; loin de faire disparaître la pierre ou d'en masquer la présence, ainsi qu'on l'observe à Vichy, elles exaspèrent ses symptômes, souvent même en donnent le premier éveil.

Les bains et douches ne sont qu'accessoires. Il faut les prendre sur lieu. Etablissement très-bien tenu, auquel aboutissent 3 sources.

Cours (Gironde, arr. de Bazas).

Ligne d'Orléans et du Midi, station de Lagon.

Eau ferrugineuse, froide.

Chlorose, anémie, gastralgie.

Cransac (Aveyron, arr. de Villefranche).

Ligne d'Orléans et du Midi, section de Montauban jusqu'à Cransac.

Sources ferrugineuses, sulfatées et bicarbonatées froides.

Village situé dans une jolie vallée qu'animent de nombreuses usines. Ses eaux se distinguent surtout par la présence du manganèse, qu'on rencontre très-rarement dans la nature à l'état de sulfate. Elles sourdent du pied d'une montagne volcanique schisteuse, dont la combustion permanente se traduit par un dégagement de vapeurs sulfureuses.

La source Basse, qui est la plus employée, renferme une quantité notable de sulfates de chaux, de magnésie et d'aluminium. Elle convient dans les engorgements des viscères abdominaux, dans les fièvres intermittentes rebelles. On a vanté la source Haute contre les flux muqueux et les hémorrhagies passives de l'utérus.

A la dose de plusieurs verres, el les purgent. — On les prend en bains. — Les étuves naturelles de Cransac, au sommet de la montagne, ont beaucoup d'action sur les rhumatismes et les arthrites chroniques.

Cusset (Allier, arr. de Palisse).

Ligne de Lyon Bourbonnais, station de Saint-Germain-des-Fossés.

Eaux alcalines, bicarbonatées-sodiques 16 à 17° c.

Dyspepsie, anémie, gravelle, diabète et généralement dans les affections où réussissent les eaux de Vichy, dont elles se rapprochent par la composition.

Dax (Landes).

Ligne d'Orléans, de Bordeaux et de Perpignan.

Sources salines chaudes (sulfatées calciques), et gazeuses.—Boues, — 31 à 61° c.

Connues et fréquentées depuis l'époque romaine. Peu riches en principes minéralisateurs; aussi servent-elles plutôt aux usages domestiques qu'à la pratique médicale. Quatre sources principales. La Fontaine chaude, très-abondante, donne par heure 200 mètres cubes d'eau. — La source dite des Fossés se prêterait merveilleusement à une institution balnéaire qui manque à la ville de Dax.

Rhumatismes, engorgements articulaires contractions blessures, paralysie, maladies de la peau.

***Dax-Treis** (Landes).

Ligne de Bordeaux et de Perpignan. 2 kil. de Dax.

Source saline tiède (sulfurée-sodique), 40° c.

D'une énergie médiocre. — Petit établissement fréquenté par les gens du pays.

Dartres, rhumatismes, scrofules, dyspepsie.

Deinach (royaume de Wurtemberg).

Ligne de l'Est, chemin de fer de Strasbourg et de ce point à Carlsreche. — Omnibus.

Eaux alcalines, froides et gazeuses, à base de soude, de chaux, d'alumine, de fer et de gaz acide carbonique libre.

Village à 4 kilomètres de Calwct, 8 kilomètres de Wildbad, dans le cercle de la Forêt-Noire, au pied d'une montagne, d'où les sources s'échappent. S'emploient surtout comme boisson, tantôt pures, tantôt mêlées à du petit lait.

Anémie, chlorose, dyspepsie, affections dépendant du trouble menstruel.

* **Digne** (Basses-Alpes).

Ligne de Lyon-Méditerranée, section et station de Grenoble.

Eaux sulfureuses tièdes (sulfurées-sodiques), 23 à 45° c.

A deux kilomètres de la ville de Digne, gorge étroite et profonde d'où s'échappent les sources en question.

Etablissement qui contient plusieurs cabinets de bains, des douches, une excellente étuve naturelle et quelques chambres. Ces eaux ont une haute valeur thérapeutique, particulièrement contre les rhumatismes torpides, les maladies atoniques de la peau, les scrofules, les vieilles blessures.

Leur étude, du reste, est à refaire au double point de vue de l'analyse chimique et de la thérapeutique.

* **Dra-el-Mizan** (Province d'Alger).

Etablissement civil et militaire français; petit hospice. — On y utilise les sources alcalines ferrugineuses froides de l'Oued-Edzelat, qui coulent à 11 kilomètres S.-O. de Dra-el-Mizan.

* **Eaux-Bonnes** (Basses-Pyrénées, arr. d'Oloron).

Ligne d'Orléans et Bordeaux, jusqu'à Aire.

Sources sulfureuses chaudes (sulfurées-sodiques), 18° à 32° c.

Les Eaux-Bonnes sont situées dans la vallée d'Ossau, au pied du pic de Ger, près du village d'Aas, à 6 kilomètres de Laruns. L'établissement thermal occupe le fond de la vallée. La Source-Vieille est la seule jusqu'à présent qui ait alimenté la buvette. Les bains reçoivent d'autres sources non moins importantes, aménagées avec le plus grand soin. L'action de ces eaux est très-énergique : deux cuillerées ordinaires à trois verres par jour. Employées particulièrement contre la pharyngite, la laryngite, la phthisie, la bronchite, l'asthme, la pneumonite et la pleurite chroniques.

* **Eaux-Chaudes** (Basses-Pyrénées, arr. d'Oloron).

Ligne d'Orléans à Bordeaux, section et station de Pau.

Sources sulfureuses chaudes (sulfurées sodiques), 11 à 36° c.

Ce village occupe le prolongement de la vallée d'Ossau, formant une gorge sombre, d'un aspect sauvage. Environs agréables ; points de vue magnifiques. Bel établissement.

Les Eaux-Chaudes, émanées de six sources différentes, sont utilisées contre certains rhumatismes, plutôt musculaires qu'articulaires, caractérisés par une grande irritabilité ; mais ce qui fait surtout leur vogue, c'est la propriété dont elles jouissent de congestionner l'utérus et de rétablir la menstruation.

*** Eger**, et plutôt **Franzensbad** (Bohême).

Ligne de l'Est. De Paris à Franzensbad ou Marienbad.

Sources salines froides (sulfatées-sodiques et gazeuses).

La petite ville d'Eger ne possède pas une seule source minérale, tandis que le village de Franzensbad, qui en est éloigné de 5 kilomètres, en a six dans son voisinage, plus ou moins toniques, plus ou moins gazeuses. On les administre en boisson ; mais surtout en bains. L'établissement donne, en outre, des bains de gaz et des bains de boue. Ces derniers sont les plus importants de toute l'Allemagne.

Anémie, chlorose, névralgies sciatiques, rachitisme, luxations mal réduites, affections goutteuses et rhumatismales, dérangements chroniques des fonctions digestives.

*** Elster** (Saxe royale).

Ligne de l'Est par Strasbourg, Francfort, Bamberg et Hof.

Eaux alcalines et ferrugineuses froides, de composition différente pour chaque source. On les utilise d'une manière variée, soit en bains, soit en douches, soit en boisson pure et boisson mélangée de petit lait. Prescrites contre les affections nerveuses, les dyspepsies, les pléthores abdominales, les maladies articulaires. — Vaste établissement bien ordonné. Vie facile.

*** Ems** (Prusse, ancien duché de Nassau).

Ligne de l'Est. — Chemin de fer de Cologne jusqu'à Lahnstein.

Sources alcalines chaudes (bicarbonatées-sodiques), 29,5 à 47°,5 c.

Ville riante, sur la rive droite de la Lahn, qu'une montagne garantit des vents du Nord. Air pur, balsamique mais humide; température douce, peu variable.

Sources nombreuses, dont cinq seulement sont utilisées. Presque toutes jaillissent sur la rive droite de la rivière. — Deux établissements thermaux sur la rive droite de la Lahn et un sur la rive gauche. Promenades charmantes; kursaal bien organisé.

Usage : principalement en boisson, de deux verres à six verres par jour; en bains, à une température de 32 à 34°; 25 à 30 minutes d'immersion. — Phénomènes de saturation qui exigent souvent la diète, un purgatif et des rafraîchissements pendant quelques jours. — Efficaces surtout contre les maladies nerveuses, les affections de la poitrine et du larynx.

Elles hâtent plutôt qu'elles n'arrêtent certaines tuberculisations. — Maison hydrothérapique du Dr Lane, très-bien montée.

* **Encausse** (Hte-Garonne, arr. de Saint-Gaudens).

Ligne d'Orléans et du Midi, station de Toulouse.

Sources salines (sulfatées-calciques), 18 à 23° c.

Village au fond d'une jolie vallée, que dominent les ruines imposantes du château de Montespan. Quatre sources. Les eaux d'Encausse, claires, limpides, un peu amères, sont laxatives, plus particulièrement à la source de Dagut. Elles conviennent contre les coliques flatulantes, la pléthore abdominale, la gravelle, et par dessus tout, contre les fièvres intermittentes. — Une source ferrugineuse.

Etablissement en voie d'améliorations progressives.

***Enghien** (Seine-et-Oise, arrondissement de Pontoise).

Ligne du Nord, station d'Enghien.

Sources sulfureuses (sulfurées-calciques), 11 à 13° c.

L'agrément de ses sites, l'attrait de ses souvenirs et le voisinage de Paris, font le seul mérite de cette station.

Erlenbad (Grand-Duché de Bade).

Ligne de l'Est par Strasbourg, Kehl et Bade.

Source alcaline (chlorurée-sodique), à 23° c.

Conseillée contre les névropathies. — Etablissement naissant, ayant déjà de la vogue. La vie, moins chère qu'à Bade, y attire de vrais malades.

* **Escaldas** (Pyrénées-Orientales, arr. de Prades).

Ligne d'Orléans et du Midi jusqu'à Perpignan.

Sources sulfureuses chaudes (sulfurées-sodiques), 32 à 46° c.

Station fréquentée par les Espagnols. Vrai pays de Cocagne, où la vie est facile, bonne, peu dispendieuse. Il n'a qu'un tort, celui d'être situé beaucoup trop loin.— Etablissement moderne assez vaste, construit dans l'emplacement de thermes d'origine romaine. — Deux sources principales.

Les maladies que l'on y traite en majorité sont les dermatoses, les rhumatismes musculaires et articulaires, les catarrhes utérins et les divers troubles de l'innervation caractérisés par l'exaltation de la sensibilité.

Médecin : M. Guillo.

Escouloubre (Aude, arr. de Limoux).

Ligne d'Orléans et du Midi, station de Carcassonne.

Eaux sulfureuses (sulfurées-sodiques) 29 à 45° c.

Indications diverses : rhumatismes, scrofules, dermatoses.

* **Eugénie-les-Bains** (Landes, arr. de Saint-Sever).

Ligne d'Orléans et du Midi, station de Grenoble.

Trois établissements : Saint-Loubouer, le Bois et Nicolas. — Administration des eaux, en boisson, en bains, en douches chaudes et froides. Procédés hydrothérapiques bien appliqués.—Atonie, scrofules, dartres, pellagre, bronchites, gastrites, surtout laryngites.

Euzet-les-Bains (Gard, arrondissement d'Alais).

Ligne de Lyon et de la Méditerranée, station d'Alais.

Eaux sulfureuses et bitumineuses (sulfurées-calciques), 13 à 18° c.

Quatre sources, utilisées en boisson, en bains, en étuves et en douches à diverses températures.

Affections catarrhales de l'appareil respiratoire et des voies digestives, névralgies, dartres, surtout dartres sèches.

Evaux (Creuse, arr. d'Aubusson).

Ligne d'Orléans ou de Lyon-Bourbonnais; station de Montluçon.

Sulfatée-sodique, 26 à 55° c.

Cette station, à six ou sept cents mètres d'Evaux, rend de très-bons services dans les gastralgies, dyspepsies, la gravelle et certaines affections rhumatismales chroniques.

* **Evian** (Haute-Savoie,[1] arr. de Thonon).

Ligne de Lyon jusqu'à Genève, le lac. Paquebots à vapeur.

Sources alcalines (bicarbonatées-mixtes), 12° c.

Située sur les bords du lac de Genève, en face de Lausanne, Evian est une petite ville bâtie en amphithéâtre, dans une situation ravissante, et jouissant d'un climat bien doux. On y remarque deux sources; la source Cachat et la source Bonnevie. — Etablissement modeste au centre de la ville.

Indiquées comme boisson contre certaines gastralgies, que les eaux sulfatées ou ferrugineuses exaspèrent, contre la gravelle, les affections calculeuses et catarrhales de la vessie et des reins. Préférable, pour les sujets délicats ou surexcités, aux eaux de Contrexéville, de Vichy et de Vittel.

Fachingen et **Geilnau** (Prusse, ancien duché de Nassau).

Ligne de l'Est. — Chemin de fer de Cologne et Ems.

Eaux minérales acidulées froides (bicarbonatées-sodiques), 10° c.

Au pied du mont Taunus, deux sources,

l'une à droite, l'autre à gauche de la Lahn ; employées dans les mêmes cas que l'eau de Seltz, dont elles ne diffèrent presque pas. Exportation considérable.

Foncaude ou **Font-Caouada** (Hérault, arr. de Montpellier).

Ligne de Lyon et de la Méditerranée, station de Montpellier.

Eaux alcalines tièdes (bicarbonatées-calciques), 25° c.

Action sédative dans les gastralgies, les entéralgies, les rhumatismes nerveux.

Fonsanches (Gard, arr. de Vignau).

Ligne de Lyon et de la Méditerranée jusqu'à Nîmes.

Eaux sulfureuses, (sulfurées-calciques), 20 à 25° c.

Gastralgies, entéralgies, affections de la peau et catarrhes chroniques.

Fontaine-Bonneau (Oise, arr. de Clermont).

Ligne du Nord, station de Clermont.

Eau ferrugineuse bicarbonatée froide.

On l'emploie comme boisson dans les cas de débilité, de scrofules, de cachexie goutteuse et rhumatismale, de catarrhe chronique.

* **Forges-les-Bains** (Seine-et-Oise, arr. de Rambouillet).

Ligne de Sceaux, station d'Orsay.

Eau alcaline, bicarbonatée-sodique, 6° c.

Indications diverses : scrofule, rhumatisme, anémie, chlorose. Utilisée par l'administration de l'assistance publique, pendant toute l'année. Elle est particulièrement indiquée dans les maladies de l'enfance, contre les engorgements glandulaires, les dégénérescences lymphatiques, les caries.

Forges-les-Eaux (Seine-Inférieure, arr. de Neuchâtel.)

Ligne de l'Ouest jusqu'à Rouen.

Eau légèrement alcaline et ferruginouse, 7° c.

Affections anémiques et catarrhales anciennes.

* **Franzensbad** (V. Eger).

Freyersbach (Grand Duché de Bade).

Ligne de l'Est par Strasbourg et Bade.

Eaux ferrugineuses et faiblement alcalines froides.

Employées comme celles de Bade, en boisson, bains ordinaires, de vapeur et de boue. Etablissement complet au point de vue de l'hydrothérapie; bains et inhalations de bourgeons de sapin. — Mêmes médications qu'à Bade. V. ce nom.

* **Friedrichshall** (Duché de Saxe-Meiningen).

Ligne de l'Est par Metz, Forbach, et Nauheim; chemin de fer jusqu'à Cobourg.

Eau purgative (sulfatée-sodique et magnésienne), 19° c.

Elle sourde dans la riante vallée de la Greck. On ne la boit guère sur place, mais on la transporte au loin en quantité considérable. Limpide, amère comme l'eau de Pullna, purgative à faible dose, cette eau tonifie d'une manière puissante. On la prescrit souvent aux personnes lymphatiques, atteintes d'engorgements abdominaux, et aux femmes après l'âge critique.

* **Fuen-Caliente** (Espagne, province de Ciudad-Real).

Ligne d'Orléans et du Midi, par Bayonne.

Eaux ferrugineuses thermales, à 40° c.

Prescrites aux rhumatisants, aux paralytiques, aux personnes atteintes de cachexie scrofuleuse, de syphilides, de certaines dermatoses. Fréquentées par les Espagnols, mais peu par les étrangers.

* **Gamarde** (Landes, arr. de Dax).

Ligne d'Orléans et du Midi, station de Dax.

Source alcaline (sulfurée-calcique), 14 à 15° c.

Convenable dans les affections chroniques de l'abdomen. Petit établissement thermal.

* **Gastein** et **Hof-Gastein** (Duché de Salzbourg).

Ligne de l'Est. — Chemin de fer par Strasbourg, Bruchsal et Munich, jusqu'à Salzbourg; puis voitures.

Sources alcalines et arsenicales, chaudes, 32 à 49° c.

Ces sources, au nombre de sept, présentent une parfaite identité de composition. Elles sourdent à l'extrémité d'une vallée sauvage qui confine la Styrie et le Tyrol. Gastein, qu'on aperçoit au loin, forme amphithéâtre autour d'une immense cascade qu'offre la chute de l'Ache.

Quatre établissements; des bains particuliers en grand nombre.

Eau singulière, sans analogue, claire, limpide, brillante, ne laissant aucun dépôt après elle, sans odeur, sans saveur appréciable et néanmoins merveilleuse d'effet, fortement astringente même quand on ne la prend qu'en bains. Son action stimulante est des plus énergiques sur la peau et sur l'appareil génital. On attribue ses effets à l'électricité : elle réussit contre les troubles de l'innervation, diminue, dissipe même certaines paralysies; elle convient au traitement de la goutte, des luxations anciennes, des névroses, des ulcères variqueux, des affections scorbutiques, des syphilides.

Affluence considérable de baigneurs. Il faut retenir un logement au moins six semaines d'avance.

Gazost (Hautes-Pyrénées, arr. d'Argelès).

Ligne d'Orléans et du Midi, section et station de Tarbes; puis voitures.

Sulfureuse, iodo-bromurée (sulfurée-calcique), 12° c.

Ces eaux jouissent d'une efficacité réelle contre les ulcères sordides, atoniques, les plaies à sécrétion vicieuse. Elles exercent une action excitante, détersive et résolutive qui les fait rechercher en bien des cas.

Quatre sources.

Gleichenberg (Styrie).

Ligne de l'Est. De Paris à Strasbourg, Munich, Salzbourg, Vienne et Gratz.

Sources alcalines tièdes (bicarbonatées-sodiques, 15 à 17° c.

Villas disséminées sur un vaste panorama verdoyant, formant par leur ensemble la petite ville de Gleichenberg. — Environs délicieux; promenades charmantes; air vif et pur.

Ces eaux offrent des propriétés qui les rapprochent de celles de Salzbrunn et d'Ems. Deux des sources s'en éloignent, au contraire, par le fer qu'elles renferment. Prescrites dans les cas de catarrhe chronique, de tuberculisation commençante. Il faut quelquefois les mêler à du lait et généralement ne les prendre qu'avec réserve.

* **Gréoulx** (Basses-Alpes).

Ligne de Lyon-Méditerranée, station d'Aix.

Sources sulfureuses chaudes (sulfurées-calciques)., 36° c.

Gréoulx est un petit village situé au milieu de la Provence, sur le versant méridional des Alpes. Son eau, qui contient de l'iode et surtout de la barégine, s'emploie avec succès en bains, en douches, en boisson et inhalation, contre les rhumatismes, les maladies de la peau, les affections utérines, les paralysies essentielles, les lésions du tissu osseux, les tumeurs blanches, les caries, les nécroses, le catarrhe pulmonaire et la phthisie tuberculeuse. En général, l'eau de Gréoulx convient aux tempéraments lymphatiques et scrofuleux. — Etablissement vaste et commode au milieu d'un parc arrosé d'eau vive, à 1 kilomètre du village.

Guadeloupe (La)(Petites-Antilles).

Ligne d'Orléans à Nantes. — Bateaux à vapeur de Saint-Nazaire à la Vera-Cruz. — Escale à Fort-de-France (Martinique).

Sources thermo-minérales à tous les degrés de chaleur, les unes sulfureuses, les autres chlorurées et salines sulfatées.

Deux sources sulfureuses : 1° à 2 heures de la Rivière Rouge au pied du Nez-Cassé, source à 54° c.; 2° aux hauteurs de Sainte-Rose; 3° près la rivière du Galion; 4° au Matouba, d'un accès difficile.

Quatre sources alcalines, chlorurées; les Eaux bouillantes, côte ouest de l'île, 70 à 100° c.

Beaucoup de sources salines thermales, les unes à base de sulfate et de carbonate de chaux et de soude; les autres ferrugineuses, tout en étant composées de sels de chaux, de soude, de magnésie, etc.

Ce sont des stations à créer, des richesses thérapeutiques à utiliser.

* **Guagno** (Corse).

Ligne de Lyon-Méditerranée. — Bateaux à vapeur.

Sources sulfureuses chaudes. Sulfurées-sodiques, 43° c.

Les eaux de Guagno sont situées à 63 kilomètres d'Ajaccio, dans un vallon que traverse le Grosso. Employées en bains, en boisson et en douche. Leur action thérapeutique n'est pas sans analogie avec celle de Baréges. Nous pouvons même, à cet égard, renvoyer le lecteur à ce que nous avons dit de cette station pyrénéenne.

Un établissement militaire qui a pris de l'importance.

* **Guillon** (Doubs, arr. de Baume-les-Dames).

Ligne de Lyon, section de Dôle à Belfort, station de Baume-les-Dames.

Source sulfureuse (sulfurée calcique), gazeuse froide.

Guillon est situé dans une belle vallée du Cusancin. On prescrit ses eaux contre les névralgies, les raideurs articulaires, les maladies cutanées et les cachexies syphilitiques. — Guillon possède un établissement thermal complet.

Guitera (Corse, arr. d'Ajaccio).

Ligne de la Méditerranée. — Paquebots de Marseille.

Sources sulfureuses chaudes (sulfurées-sodiques), 48° c, renfermant de la barégine.

Employées en bains et en boisson.

Affections de la peau, rhumatismes, névralgies.

Pas d'établissement. — Nécessité d'analyser ces eaux et d'y construire des piscines.

*** Gurgitello.**

Ligne de la Méditerranée. — Trajet de Marseille à Naples et Ischia.

Sources salines, chlorurées et carbonatées chaudes, d'une température de 52 à 95° c., qui forment un groupe de fontaines jaillissantes dans le vallon de Gurgitello, île d'Ichia. — Eaux claires, limpides, pétillantes, d'une saveur un peu saline et nauséuse, sans odeur déterminée. Utilisées en bains et en douches. Il convient de ne les employer que pour achever un traitement commencé par les bains de Bagno-Fresco, de la Rita ou de l'Immaculata.

Conseillées aux lymphatiques, aux cachectiques, aux rhumatisants, goutteux, perclus, mais surtout aux paralytiques des membres inférieurs.

* **Hammam-bou-Ghara** (province de Constantine).

Sources thermales sulfureuses, situées sur la rive gauche de la Tafna, à 11 kil. N-E. de Lalla-Maghrnia 48° c.

Piscines construites par les Arabes et les Européens. Les indigènes viennent de très-loin y prendre des bains.

Hammam-bou-Hadjar (province d'Oran).

Sources thermales alcalines, situées à 50 kil. S.-O. d'Oran, Remarquables par les grands filons de travertins et les cônes pierreux qu'elles ont formés 53 à 61° c.

Utilisées comme boisson et en bains, par les indigènes. Petite piscine en maçonnerie.

* **Hammam-bou-Hanefia** (province d'Oran).

Source thermale alcaline, située sur la rive droite de l'Oued-el-Hamman, 20 kil. de Mascara.

Etablissement construit par les soins de l'état et destiné principalement aux militaires. Petit hôpital.

* **Hammam-ès-Koutine** (Province de Constantine, cercle de Guelma).

Sources thermales, ferrugineuses et sulfureuses (sulfatées et chlorurées sodiques), 46 à 95° c.

Elles contiennent de l'arsenic et beaucoup de carbonate de chaux qui se dépose par le refroidissement. On y a construit, en 1845, un établissement militaire et un établissement civil. Ce dernier prendra un accroissement notable quand de bonnes routes carrossables relieront Guelma à Constantine.

Affections de la peau, névralgies, syphilides, paralysies, fièvres intermittentes rebelles, anémie, anciennes blessures.

***Hammam-Melouan** (Prov. d'Alger).

Eaux chlorurées sodiques, 40° c.

Dans la vallée de l'Harrach coulent des sources thermales en grande réputation parmi les indigènes, surtout parmi les habitants d'Alger.

Etablissement exigu, mais vaste piscine où se baigne tout le monde, chrétiens, juifs, musulmans, à des heures différentes; heures spéciales pour les femmes.

Dartres, scrofules, hépatite chronique, anciennes blessures, anciennes tumeurs, ulcères variqueux, syphilides, rhumatismes chroniques.

Hammam-Nbails-Nador (Province de Constantine).

Route de Guelma à Soukarras.

Sources thermales très-salines, très-minéralisées 42 à 45° c. Plusieurs sources incrustantes; une source intermittente. Pas d'établissement.

*** Hammam-Ouled-Zéid** (province de Constantine).

Source située sur la route de Soukarras à Ben-Hadzar. Eaux très-sulfureuses, très-salines, d'une température de 47° c. On y a construit une petite maison et deux bassins.

Fréquentation d'Européens. — Efficacité réelle dans le traitement de certaines dermatoses, de rhumatismes articulaires, etc.

* **Hammam-Rizah** (province d'Alger).

Source alcaline thermale (sulfurée sodique), 40 à 41° c., et source ferrugineuse, dite d'Aïn-Hamza, qui coule à 16 kil. N.-E. de Miliana, et qu'on utilise à Hamman-Rizah. — Employées surtout en bains. — Etablissement fondé par les soins de l'administration, tant pour les colons européens que pour les indigènes. Trois piscines. Eaux non transportables, mais propres à être utilisées en toute saison. — Rhumatismes chroniques, névralgies, anciennes blessures, dermatoses.

Hammam-Sidi-El-Djoudi (province de Constantine), dans le Guergour (subdiv. de Sétif).

Source minérale acidulée, froide, très-abondante, réputée efficace pour la guérison des affections tophacées, des vieilles blessures, des dégénérescences osseuses ou cartilagineuses, des syphilides, etc.

* **Hammam-Sidi-Trad** (Algérie, frontière de Tunis).

Ces sources, très-sulfureuses, très-abondantes, thermales à un haut degré puisqu'elles marquent 55 à 57° c., forment, dans leur trajet, des dépôts sulfureux. Deux sources surtout sont remarquables par leur minéralisation et par leur abondance.

L'une d'elles, à Hamman-Sidi-Trad, présente une cascade naturelle où les Arabes viennent prendre des douches et des bains.

Fréquentés par les indigènes, les bains de Hamman-Sidi-Trad le seraient, à bon droit, par les Européens, s'il y existait un établissement convenable.

* **Harrowgate** (Angleterre, c. d'York).

Ligne du Nord, par Boulogne et Folkestone.

Eaux sulfureuses sodiques froides, 10 à 12° c.

Elles coulent dans une charmante ville, au développement de laquelle elles ont contribué beaucoup. On les emploie dans les dermatoses, dans la dyspepsie, dans la diathèse scrofuleuse, dans les diverses affections du système lymphatique. Très-fréquentées.

Hauterive (Allier, arr. de Gannat).

Ligne du Bourbonnais, jusqu'à Vichy.

Source alcaline, bicarbonatée sodique froide, 13° c.

Boisson agréable, gazeuse, utilisée dans les usages ordinaires de la table; prescrite contre la gravelle, les dartres et quantité d'autres affections. Cette eau, analogue par sa composition à celle de Vichy, ne s'emploie que transportée.

Heilbrunn (Bavière).

Ligne de l'Est, chemin de fer de Forbach, Francfort, Munich.

Source d'eau minérale froide (chlorurée-sodique et carbonatée.

Généralement on ne boit guère cette eau

à sa source. L'Allemagne méridionale en fait un usage assez considérable ; mais les Français lui préfèrent l'eau de Challes. Elle est limpide, claire, très-gazeuse. Son arrière-goût de brome la rend tant soit peu repoussante.

Conseillée dans les affections du système lymphatique, dans la scrofule, contre les syphilides.

* **Hombourg** (Hesse-Hombourg.)

Ligne de Forbach et Manheim jusqu'à Hombourg.

Sources salines chlorurées froides (chlorurées calciques); 10 à 12° c.

Ville agréable, bien bâtie, opulente, ancienne capitale d'un landgraviat, sur le penchant d'une des dernières digitations orientales du mont Taunus.

Cinq sources principales, contenant toutes une quantité notable de chlorure de sodium, du magnésium et du carbonate de fer. La source Elisabeth étant la moins minéralisée, c'est par elle ordinairement que l'on commence la cure. A certains estomacs, la source Louis réussit mieux que la source Elisabeth. C'est par l'usage de la source de l'Empereur qu'on achève la cure, mais sa saveur amère répugne, et son astringence, ses qualités purgatives exigent des précautions.

Ces eaux s'emploient en boisson, en bains, en douches, mais surtout en boisson. On les transporte aisément. — Les eaux de Kreuznach (V. ce mot) s'associent avec avantage à celles de Hombourg. — Exportation considérable.

Dyspepsies, engorgements abdominaux,

chlorose, lymphatisme, scrofules, dartres, goutte chronique.

* **Ischel** ou **Ischl** (Autriche, Alpes noriques ou tyroliennes).

Ligne de l'Est. Chemin de fer de Paris à Strasbourg, Munich et Salsbourg. Voitures.

Sources salines chlorurées froides.

Ce sont d'une part des sources presque insignifiantes, et d'autre part un courant d'eau minérale artificielle appelée Soole, laquelle traverse d'immenses salines, s'y sature de chlorure de sodium, d'iode, de brome, et arrive dans un vaste réservoir. On mêle cette eau à de l'eau ordinaire, depuis 10 litres jusqu'à 50 litres, par doses progressives, pour chaque bain de 300 litres.

On ne boit pas l'eau d'Ischl, pas plus que celle de Salins et de Kreuznach. On associe même presque toujours une cure par le petit-lait à l'action trop énergique des bains.

L'air d'Ischl, vif, frais, mais d'une température uniforme, ne subissant pas les bourrasques ordinaires aux pays accidentés et élevés, parce que des montagnes servent de paravent, contribue, plus qu'on ne pense au succès des bains. On y rencontre surtout beaucoup de femmes, beaucoup d'individus lymphatiques, scrofuleux, atteints d'affections pulmonaires ou utérines anciennes.

Magnifique hôtel, dit Hôtel Élisabeth, ancien hôtel Tollachini, dont la renommée fut européenne. Promenades agréables ; grande variété de points de vue; société aristocratique.

* **Ischia** (île d') (Italie).

Ligne de la Méditerranée. Chemin de fer de Marseille à Naples.

Sources les plus célèbres d'Italie (chlorurées sodiques), 52 à 95° c., connues et utilisées depuis la plus haute antiquité contre la dyspepsie, la chlorose, les rhumatismes, les névralgies, les dartres, les ulcères, et les affections utérines.

Deux groupes de sources, *Citara* et *Gurgitello*, méritent un article spécial. Nous renvoyons à ces deux noms.

Ivanda (Hongrie).

Ligne de l'Est. Chemin de fer de Vienne à Pesth.

Cette eau, sodique, froide, se rapproche, par sa composition et par ses effets, des *bitter-wasser* de la Bohême. On en prend de 1 à 3 ou 4 verres au plus. Elle supporte très-bien le transport. Aussi en fait-on dans toute l'Allemagne un débit considérable. Les médecins la conseillent volontiers à la suite des saisons prises à Isch, Kreuznach, Salins, etc. Elle produit un effet laxatif, même purgatif.

Kebrita (province d'Alger).

Source sulfureuse froide, située non loin de Mouzaïa-les-Mines.

Elle a, dit-on, beaucoup de rapport avec l'eau d'Enghien ; mais elle est plus chargée de principes minéralisateurs. En réputation chez les Arabes. Quelques Européens en font usage sur lieu.

* **Kissingen** (Bavière).

Ligne de Forbach, Manheim, Francfort, Wurzbourg, jusqu'à Kissingen,

Sources salines chlorurées sodiques froides, 10 à 15° c.

Située au centre d'une belle et féconde vallée qu'arrose la Saale, à distance presque égale de Bamberg et de Würtzbourg, cernée par des ondulations de terrains en pentes douces, cultivés ou boisés, la petite ville de Kissingen occupe une position délicieuse sous tous les rapports. On y distingue trois sources principales : *Rakoczy*, *Pandur* et *Maxbrunn*, captées chacune dans un réservoir. Rakoczy et Pandur sont les plus minéralisées ; Maxbrunn sert principalement de boisson de table. L'action des eaux de Kissingen est laxative ; on en boit depuis trois verres jusqu'à six le matin, et de deux verres à quatre le soir. Leur effet thérapeutique est remarquable. Elles pénètrent profondément les tissus et conviennent surtout dans les affections chroniques de l'abdomen, dans les convalescences de malades épuisés, dans les obstructions, la goutte, les rhumatismes, la leucorrhée, les scrofules, les névroses, etc.

Etablissements très-bien tenus. — Bains préparés avec l'eau de *Pandur* et de *Soolensprudel ;* source artésienne intermittente. — Affluence considérable de baigneurs. Eau transportable.

Le bitter-wasser de Kissingen est employé comme purgatif.

* **Kreuznach** (Prusse rhénane, régence de Coblentz).

Ligne de Forbach et Neukirchen, jusqu'à Kruznach.

Sources salines chaudes (chlorurées sodiques tièdes, 35° c.

Kreuznach, petite ville agréablement située, dans la vallée de la Nahe, sur la rive gauche du Rhin, a pour sous-sol d'immenses bancs de sel gemme, qui donnent naissance à une eau saline chlorurée sodique, dont on augmente artificiellement la saturation.

On ne boit guère les eaux de Kreuznach. Elles servent surtout en bains. Le résidu d'évaporation de la *Mutter-Lauge*, connue sous le nom de *sel de Kreuznach*, contient de l'iode et du brome en assez grande quantité. On en fait des bains artificiels.— Sels expédiés au loin.

Indications diverses, scrofules, anémie, rhumatismes, cachexies.

Etablissement thermal considérable, séparé de la ville par une longue avenue.

***Krouthal** (Nassau).

Ligne de l'Est, chemin de fer de Forbach et Francfort.

Sources ferrugineuses sodiques et carbonatées froides.

Situées à peu de distance de Soden, sur la lisière du Taunus, ces sources, dans lesquelles le fer se trouve à l'état de carbonate, contiennent aussi du chlorure de sodium et de la magnésie. On les substitue avec avantage aux eaux de Schwalbach, plus connues, mais moins faciles à supporter. Prises surtout à l'intérieur, on les utilise en bains et en douches.

Kythnos (Grèce, îles Cyclades).

Eaux thermales alcalines, 44 à 52° c.

Plusieurs sources, à l'état libre, sans établissement. Fréquentées par les indigènes.

Dignes d'être utilisées contre les rhumatismes articulaires chroniques, les dermatoses, la goutte, les engorgements de la lymphe, etc.

* **Labarthe de Neste** (Htes-Pyrénées).

Ligne d'Orléans, de Bayonne et Tarbes.

Eau alcaline, sulfurée calcique, 15° c., action purgative. — Névroses, lymphatisme, dermatoses. — Petit établissement insuffisant.

* **Labarthe-Rivière** (Haute-Garonne).

Ligne de Bordeaux, Toulouse, route de Saint-Gaudens à Bagnères-de Luchon.

Sulfatée calcique, 22° c., composition peu connue. — Névroses, affections de l'utérus, lymphatisme, syphilides, etc.

***Labassère** (Hautes-Pyrénées).

Ligne d'Orléans et Bordeaux à Tarbes.

Sulfurée sodique, 19° c., très-puissante. Source située à 12 kilomètres de Bagnères-de-Bigorre. Son eau n'est guère employée que transportée. Elle constitue, pour certains estomacs, un excellent digestif. On en fait usage à Bagnères pour le traitement des affections catarrhales ou tuberculeuses des poumons et des bronches. C'est à la buvette de Théas que la distribution est faite au moyen d'un appareil des plus ingénieux. Préconisée par MM. les docteurs Cazalas et Filhol.

Lamalou (Hérault).

Ligne d'Orléans et du Midi, jusqu'à Béziers, section et station de Bédarrieux.

Alcalines ferrugineuses, bicarbonatées sodiques, 35 à 50° c.

Vallon agréable, site élevé. Ces eaux ont été captées dans trois établissements rapprochés les uns des autres, et désignés par les noms de la Malou-le-Bas, la Malou-le-Haut, la Malou-le-Centre. Ces eaux alcalines contiennent beaucoup d'acide carbonique libre, des sels d'arsenic, de baryte, etc. Leur action tonique et sédative est utilisée dans les paraplégies commençantes, les névralgies, la chorée, l'hystérie, etc.

* **La Motte-les-Bains** (Isère).

Ligne de Lyon, section de Grenoble, station de Saint-Rambert.

Chlorurée-sodique et bromurée, 60° c.

La Motte-les-Bains occupe, vers la rive droite du Drac, une gorge abrupte et profonde.

On prescrira ces eaux avec succès contre l'engorgement des viscères abdominaux, les maladies articulaires, les maladies des os, la scrofule et ses manifestations.

* **Landeck** (Prusse, Silésie).

Ligne du Nord, par Saint-Quentin, Namur, Cologne et Leipzig.

Eaux alcalines tièdes.

Landeck, située près de Glatz, dans un site pittoresque, présente un petit établissement. On y va surtout pour le traitement des affections névropathiques.

* **Langenbrucken.**

Ligne de l'Est, Strasbourg et Bade.

Eaux acidulées ferrugineuses et gazeuses, sodiques à faible degré.

Au fond d'une jolie vallée; quatorze sources, dont huit seulement sont utilisées: le Curbrunnen, la Gusquelle, la Springquelle.

Etablissement bien tenu; joli jardin, promenades agréables; salons de conversation, de jeux, de musique, etc.

Laroche-Posay (Vienne).

Ferrugineuse froide, légèrement sulfureuse.

Prescrite contre l'anémie, le lymphatisme, la scrofule, la chlorose, etc.

Lavardens (Gers).

Ligne du Midi, station d'Agen.

Bicarbonatée-calcique, 19° c.

Située à égale distance de Jegun et de Lavardens, à 3 kilomètres de la route impériale de Condom à Auch, la source de Lavardens, plus connue dans le Midi sous le nom de Fontaine-Chaude, est utilisée contre l'aménorrhée et l'atonie des organes digestifs. Toutes les maladies caractérisées par la faiblesse sont modifiées par son eau. Etablissement passablement approprié; hôtel où on loge les baigneurs.

* **Lavey** (Canton de Vaud).

Ligne du Midi, chemin de fer jusqu'à Genève; le lac; chemin de fer de Villeneuve à Bex, voitures de Bex à Lavey.

Sulfatée-sodique, rendue plus active par addition des eaux-mères de la saline de Bex. — Pays triste, dans une vallée encaissée.

Affections de la peau, scrofules, lymphatisme.

Hôpital pour les malades pauvres. Etablissement hydrothérapique.

* **Leamington** (Warwick)

Traversée de la Manche, chemin de fer de Londres à Warwick, 140 kil. ; voitures de Warwick à Leamington.

Chlorurée-sodique froide, 9o c.

Usage : bains et boissons. — Gastralgies, dyspepsie, engorgements des viscères abdominaux, lymphatisme, scrofules.

* **Ledesma** (Province de Salamanque).

Ligne du Midi, par Bayonne ou par Perpignan, 22 kil. de Salamanque.

Sulfureuse et thermale, 45o c.

En usage contre les dermatoses, les maladies musculaires, certaines névropathies. Saison du 15 mai à fin septembre.

* **Liebenstein** (Allemagne. Thuringe).

Ligne du Nord par Manheim, Francfort et Einsnach.

Eaux salines ferrugineuses, très-riches en acide carbonique.

Liébenstein est situé au fond d'une petite vallée charmante, garantie du vent du nord, au sud-ouest de la forêt de Thuringe. Aucun établissement balnéaire, excepté Baden-Baden, ne peut lui être comparé. Le pays d'alentour semble un parc immense peuplé d'arbres gigantesques, sillonné de routes praticables.

Deux sources d'eaux minérales, utilisées pour bains et pour boissons. Elles contiennent du chlorure de chaux, du sulfate de magnésie, du bicarbonate de chaux, du bicarbonate de magnésie, divers sulfates et bicarbonates et de l'acide carbonique dans la proportion de 10 grammes sur mille. La saison commence le 1er mai. Etablissement hydrothérapique muni d'appareils en tous genres. Air balsamique et pur; sites variés excursions pittoresques; curhaus où se donnent des concerts, des bals et des spectacles. — Résidence princière à proximité.

Prescrites contre l'anémie, la chlorose, les scrofules, le rachitisme, les diarrhées chroniques, les névroses utérines, les tremblements nerveux, les paralysies.

Liebenzell (Wurtemberg).

Ligne de l'Est, Strasbourg et Kehl jusqu'à Durlach et Deinach ; puis voitures.

Saline froide, 22° c.

Conseillée dans les maladies nerveuses, les maladies utérines, certaines tuberculoses.

* **Lippspringe** (Westphalie).

Ligne du Nord, Saint-Quentin, Namur, Liége, Cologne, Hamne et Paderborn.

Sources alcalines, gazeuses, froides, 21° c.

Affections du larynx et du poumon, dyspepsie, tuberculoses. Bel établissement.

* **Loèche** (Suisse, Valais).

Ligne de Lyon à Genève, jusqu'à Martigny et Sion.

Sources sulfatées-calciques des plus abondantes, de 30 à 50° c. En usage pour bains et boissons. Remarquables par leurs effets et par une poussée *sui generis*.

Prescrites dans les affections de la peau,

dans les maladies lymphatiques et les engorgements des viscères abdominaux.

Lucques (Italie, Toscane).

Ligne de Lyon et de la Méditerranée ;
de Marseille à Livourne, bateaux à vapeur.

Eaux sulfatées magnésiennes, de 38 à 54° cent., jaillissant d'un grand nombre de sources, à quelques kilomètres de Lucques, sur le territoire de Corsena.

Rhumatismes articulaires et musculaires, gastralgies, leucorrhées, catarrhes chroniques de la vessie.

* **Luxeuil** (Haute-Saône).

Ligne de l'Est, section de Mulhouse,
station de Saint-Lereps.

Eaux chlorurées-sodiques et ferro-manganésiques, à 56° c.

La ville est située au pied de la chaîne des Vosges, dans une plaine délicieuse qu'arrosent deux cours d'eau, le Breuchin et la Lanterne.

On fait usage des eaux de Luxeuil en boisson et surtout en bains et en douches. — Gastralgies, dyspepsies, rhumatismes avec prédominance de l'élément nerveux, sciatiques, hystérie et leucorrhées, telles sont les maladies que l'on y traite avec succès. — Deux établissements vastes et bien dirigés; casino, concerts et bals.

Lyon (Rhône).

Lyon. — Méditerranée.

Eau ferrugineuse froide, analogue à celle de Passy. Conseillée dans les cas d'anémie et de chlorose. Utilisée dans le département du Rhône où le lymphatisme est commun.

Malvern (Angleterre, Worcester),
La Manche, voie ferrée ; 240 kil. de Londres.

Eau sulfatée-sodique froide, 11° c.

Prescrite contre les affections catarrhales de l'utérus et de la vessie, les ulcéres scrofuleux, les dermatoses. etc.

* **Marienbad** (Etats d'Autriche. Bohême).

Ligne de l'Est, par Forbach, Mayence, Würtzbourg. Voitures d'Eger à Marienbad.

Chlorurée-sodique et sulfatée-ferrugineuse froide, 19° c.

Site agréable, dans un bassin boisé. Sources abondantes, au nombre de 123, dans un rayon de 6 à 7 kilomètres, dont sept exploitées à Marienbad. Le *Kreuzbrunn* et le *Ferdinandsbrünn*, riches en sulfate, chlorure et carbonate de soude, résolutives et toniques, plus supportables que les eaux de Carlsbad. Etablissement magnifique avec accessoire d'hydrothérapie des plus complets. Bains de boue. Expédition considérable de sel laxatif et d'eau en cruchons. Nombre de bains donnés dans la saison, évalués au chiffre de 50,000 mille au moins. — Cursal magnifique où l'on donne bals, concerts et spectacles.

Engorgement des viscères abdominaux, gravelle, goutte, calculs biliaires, etc.

* **Marlioz** (Savoie).

Ligne de Lyon, Mâcon, Culoz jusqu'à Aix.

Eaux sulfureuses (sulfurées sodiques), 14° c.

Le voisinage de Marlioz et d'Aix offre cela de particulier que leurs eaux peuvent se prêter une mutuelle assistance, en ce sens qu'il est d'usage que les malades boivent de la première eau et se baignent dans l'autre. Ce traitement mixte s'adresse aux laryngites granuleuses, aux bronchites catarrhales, à l'asthme, à la tuberculisation pulmonaire, aux obstructions du foie et de la rate, aux tumeurs blanches, etc.

Les sources, au nombre de trois, jaillissent en face d'une charmante colline, la colline de Tresserve, dans un parc délicieux.

Martigné-Briand (Maine-et-Loire).

Chemin de fer de l'Ouest et d'Orléans, par Tours et Angers.

Ferrugineuse froide, 7° c.

Anémie, chlorose, dyspepsie, scrofules à leur début, lymphatisme.

Martinique (La), Amérique, Petites-Antilles.

Ligne d'Orléans et du Midi. Paquebots de Saint-Nazaire à la Vera-Cruz.

Sources minéro-thermales, parmi lesquelles on en distigue surtout quatre qui ont de l'importance : sources *Reynal*, *Roty*, d'*Absalon*, du *Prêcheur*.

Source *Reynal*, ferrugineuse, à 30° c., au N.-E. 4 kil. du Fort-de-France, analogue à l'eau de Spa, excellent diurétique mêlée au vin blanc.

Source *Roty*, au N.-O., 8 kil. de Fort-de-France, ferrugineuse à 32° c.

Source d'*Absalon*, peu éloignée des précédentes, ferrugineuse, à 36° c.

Source *du Prêcheur*, à 5 kilomètres de Saint-Pierre, au versant de la montagne Pelée, saline, à 35° c.

On les emploie pour bains et pour boissons. Elles conviennent surtout dans les convalescences des maladies longues, dans les cas d'anémie, de chlorose, de catarrhes chroniques, etc.

Médague (Puy-de-Dôme).

Ligne du centre, par Clermont-Ferrand.

Eau alcaline froide (bicarbonatée sodique).

Convenable dans les cas de dyspepsie, d'engorgement des viscères abdominaux, de gravelle, etc.

Mehadia (Etats autrichiens, provinces danubiennes).

Ligne de l'Est par Francfort, Vienne et Pesth.

Sources sulfureuses (chlorurées sodiques sulfureuses), 34 à 35° c. Elles sont en nombre considérable.

Prescrites contre les affections catarrhales et cutanées, les anciennes blessures, la paraplégie, les maladies des muscles et du système nerveux, la goutte, les engorgements lymphatiques, etc.

* **Meinberg** (Allemagne, principauté de Lippe-Detmold).

Ligne du Nord par Cologne et Herfoud.

Sources alcalines froides (sulfatées mixtes et sulfatées sodiques).

Station agréable, dans le même bassin que Pyrmont. Eaux utilisées en bains, en boisson et en boue. Ces boues contiennent beaucoup de sulfure de sodium, qu'on recueille au fond des sources. — Etablissement thérapeutique bien ordonné.

Anémie, chlorose, lymphatisme, innervation, catarrhes pulmonaires, arthrites rhumatismales et goutteuses, etc.

Miers (Lot).

Ligne d'Orléans, trajet de Brives à Figeac, station de Rocamadour.

Alcaline froide (sulfatée-sodique). On utilise cette eau contre les engorgements des viscères, du bas-ventre, les hémorrhoïdes, la constipation opiniâtre, etc.

Moffat (Angleterre, Dumfries).

Paquebots de la Manche. Ligne ferrée de Londres à Moffat.

Eau ferrugineuse et sulfatée sulfureuse froide.

Station bien tenue, fréquentée.

Prescrite dans les divers cas où il importe d'activer les fonctions de la peau.

* **Molar** (El) (Espagne, envir. de Madrid).

Ligne du Midi, par Bayonne et Saint-Sébastien.

Eaux sulfureuses tièdes, non analysées d'une manière satisfaisante, fréquentées néanmoins parce qu'elles se trouvent au centre du royaume, et qu'elles sont efficaces contre les affections de la peau et contre les catarrhes, les engorgements chroniques.

* **Molitg** (Pyrénées-Orientales).

Ligne d'Orléans et du Midi, section de Narbonne, station de Perpignan.

Eaux sulfureuses (sulfurées sodiques), 21 à 37° c.

Elles sourdent en cinq ou six points différents ; leur eau fait éprouver, par sa douceur et son onctuosité, une sensation si agréable, qu'on les a surnommées *bains de délices*. Les maladies qui cèdent à leur action avec le plus de promptitude sont : l'eczéma, le prosiasis, l'impétigo, l'acné, le catarrhe vésical. Employées en bains, en boues, par immersion, en topiques. Deux petits établissements.

* **Mondorff** (Gr.-Duché de Luxembourg).
Ligne de l'Est et ligne des Ardennes, 10 kil. de Luxembourg.

Eau alcaline chaude (chlorurée sodique iodo-bromurée), à 25° c.

Eau alcaline froide, à température constante, 8° c.

La composition de ces sources se rapproche des sources de Hombourg et de Kreuznach : mais elles possèdent en outre du gaz azote libre.

Prescrites contre l'anémie, la chlorose, la gastralgie, la cachexie lymphatique et scrofuleuse, les engorgements abdominaux, les fièvres intermittentes rebelles, les affections chroniques de l'utérus et des ovaires, etc. Bel établissement, avec médication hydrothérapique.

Monestier de Briançon (Le) (Hautes-Alpes).
Ligne de la Méditerranée, à 14 kil. de Briançon.

Eau sulfureuse (sulfatée sodique), 30 à 45° c.

Affections diverses auxquelles les eaux sulfureuses sont prescrites. Ne conviennent pas, en raison de l'extrême vivacité de l'air, aux poitrines délicates. Elles ont réussi notamment pour la cure des engorgements strumeux.

* **Montbrun** (Drôme).

Ligne de la Méditerranée, Lyon, Carpentras.

Eaux sulfureuses froides (sulfurées-calciques), 15° à 31°,2 sulfhydrométriques.

Prescrites dans les anémies, les cachexies scrofuleuses et scorbutiques, les dermatoses, les catarrhes de vessie, les paresses musculaires, les périostoses.

La source des Roches laissant déposer une quantité notable de glairine, de sulfate et de sulfure de fer, s'emploie en boue et comme topique.

* **Mont-Dore** (Puy-de-Dôme).

Ligne de Lyon, Bourbonnais, jusqu'à Clermont. 11 heures; voitures, 6 heures.

Sources alcalines chaudes (bicarbonatée mixte), 32 à 46° c.

La vallée du Mont-Dore est une des parties les plus curieuses et les plus pittoresques de l'ancienne Auvergne. Séjour agréable par ses promenades, ses points de vue, ses excursions champêtres, notamment par l'excursion au Puy-de-Sancy, ce géant de l'Auvergne, avec son château du Diable, ses gorges d'Enfer, ses ravins et ses neiges éternelles.

Ces eaux conviennent principalement aux constitutions lymphatiques à circulation languissante, aux catarrhes pulmonaires, aux pharyngites et laryngites chroniques, etc., mais ne réussissent pas aux tempéraments scrofuleux. Leurs effets se font surtout ressentir par voie de dérivation sur la surface cutanée.

Monte Catini (Italie, Toscane).

Ligne de Lyon et de la Méditerranée; de Marseille à Livourne, bateaux à vapeur.

Alcalines tièdes (chlorurées sodiques), de 22 à 29° c.

Elles jaillissent de plusieurs sources, dans la vallée de Nievole, entre Lucques et Pistoïa. Cinq ou six seulement sont utilisées contre les affections arthritiques et rhumatismales, les hypertrophies du foie, les splénites chroniques, les diarrhées rebelles, etc.

* **Monte Fiascone** (Italie, Etats-Romains).

Ligne de Lyon et de la Méditerranée; bateaux à vapeur de Marseille à Civita-Vecchia.

Sources sulfureuses et thermales.

Ces sources, très-minéralisées, sourdent à peu de distance de la ville de Monte-Fiascone. Elles étaient déjà fréquentées du temps de Montaigne.

Convenables dans les dermatoses chroniques.

* **Montégut-Ségla** (Haute-Garonne).

Ligne de Bordeaux, Toulouse, Tarbes.

Alcaline froide, bicarbonatée-calcique et ferrugineuse, 13° c.

Anémie, dyspepsie, gastralgie, catarrhe vésical et utérin.

Mouzaïa-les-Mines (province d'Oran).

Au pied de l'Atlas, près Médéah.

Alcalines froides(bicarbonatées et sulfatées sodiques), de 15 à 21° c.

Conseillées dans les cas de dyspepsie,

d'embarras gastrique ; sont transportables et conviennent pour la table comme l'eau de Seltz.

*** Mula** (province de Murcie).

Ligne de Bayonne à Madrid et à Murcie.

Eau ferrugineuse et bicarbonatée, à 36° c.

Usage en bains et en boissons, contre les dermatoses, les phlegmasies chroniques du foie, les douleurs rhumatismales, les scrofules, les affections chroniques de l'appareil génital chez la femme. Saisons : du 15 avril au 15 juin; du 9 septembre au 15 novembre.

Nabias (Hautes-Pyrénées).

Ligne du Midi, station près de Lourdes.

Sulfureuse froide.

Ne s'emploie presque pas sur place. S'expédie sans perdre ses propriétés.

Convenable dans les affections de la peau et dans les engorgements des viscères du bas-ventre, dans les syphilides.

*** Nauheim** (Allemagne, Hesse-Élector.).

Ligne de Forbach, Manheim, Francfort-sur-le-Mein.

Alcaline (chlorurée sodique gazeuse), 19 à 37° c.

Située au pied du Johannisberg, sur la pente nord-est du mont Taunus, la petite ville de Nauheim, par son site dans une belle et fertile contrée, par l'abondance et l'aménagement de ses sources minérales, mérite le rang distingué dont elle jouit entre toutes les stations de l'Allemagne.

Il y a six sources à Nauheim ; on n'en

utilise que trois en boisson, le *Kurbrunnen*, le *Salzbrunnen* et le *Krahnehen*. Deux autres sources, le *Grosser-Sprudel* et le *Fritz-Guilhelm* servent aux bains et aux douches ; la sixième fournit du gaz acide carbonique libre. L'eau mère de Nauheim renferme une quantité notable de brome.

Ces eaux purgatives sont prescrites dans les affections pléthoriques abdominales, dans les maladies chroniques de la matrice et de la peau, dans la goutte, les arthrites et les scrofules.

Au nombre des points de réunion ou d'agrément, citer la *Trinkhalle*, le *Cursaal*, le Teichhaus, c'est rappeler des lieux de plaisance d'une réputation universelle; agrément de la chasse, de la pêche, promenades sous de magnifiques ombrages et sur un lac; jeux, bals, concerts, spectacles variés.

* **Néris** (Allier).

Ligne de Lyon et du Bourbonnais, station de Montluçon.

Alcalines (bicarbonatées calciques mixtes), 52° c.

L'établissement de Néris, sur un point élevé, est l'un des plus beaux et des plus complets de France et même de l'étranger. Partout belles piscines, eau vierge, appareils balnéaires bien ordonnés. Hôpital pour les enfants pauvres.

Les eaux de Néris possèdent des propriétés excitantes, d'abord et puis calmantes et résolutives. On les emploie avec avantage contre les maladies nerveuses caractérisées par l'exaltation de la sensibilité et les troubles du mouvement, contre le prurit et l'érythème, l'eczéma, l'urticaire, le lichen, etc.

* **Neyrac** (Ardèche).

Ligne de Lyon-Méditerranée, station de Montélimart.

Alcaline et ferrugineuse (ferrugineuse-bicarbonatée), 27° c.

On remarque à Neyrac les vestiges d'une chapelle dédiée à saint Léger, patron des ladres. La réputation de ses eaux remonte aux croisades. Leur efficacité contre les maladies cutanées ne peut être niée. On les emploie dans les leucorrhées, les engorgements abdominaux et les scrofules.

* **Niederbronn** (Bas-Rhin).

Ligne de l'Est, section de Wissembourg.

Alcaline (chlorurée-sodique), 18° c.

C'est l'établissement le plus important de l'Alsace. Situé au centre d'une ravissante vallée, adossé à la pente orientale des Vosges, l'air qu'on y respire est salubre et vif comme l'air des montagnes. Ses eaux sont recommandées pour les maladies chroniques de l'abdomen. Leur action laxative est appréciée par les obèses, les hypocondriaques, par les malades atteints de calculs biliaires, d'engorgements du foie et d'affections rhumatismales.

Vaste Vauxhall, promenades variées, excursions dans la vallée, visite de la cristallerie de Saint-Louis, tels sont les agréments de cette belle station.

Ober Salzbrunn (Prusse, Silésie).

Ligne de l'Est, par Forbach, Francfort, etc.

Alcaline gazeuse froide (bicarbonatée-sodique), 9° c.

Convient dans les affections catarrhales

des bronches, dans les laryngites chroniques, dans les premiers degrés de la phthisie.

* **Ofen** (Empire d'Autriche, Hongrie).

Ligne de l'Est, puis chemin de fer autrichien par Vienne et Dresde, jusqu'à Pesth.

Sources alcalines, froides, très-fréquentées depuis le 16e siècle.

Les sources sont en grand nombre et similaires, naissant d'une origine commune. Elles jouissent de qualités dépuratives et purgatives. On les prescrit contre les maladies de la peau, les scrofules, les arthrites chroniques.

Ofen est une des stations les plus importantes et les plus fréquentées de l'Europe.

Oïoun sekhakna (Province d'Alger).

Ligne de la Méditerranée. Paquebots qui partent de Marseille, 2 fois la semaine.

Alcaline (bicarbonatée-mixte), à 17° c.

Cette station à 3 kil. d'Alger, dans la contrée de Bou-Zaria ou du frais vallon, est une des stations qui ont le plus d'avenir, par sa proximité de la ville capitale de d'Afrique française et par les heureuses conditions d'un site ravissant.

Prescrite contre la chlorose, la dyspepsie, les cachexies lymphatiques et scrofuleuses, les engorgements abdominaux, etc.

* **Olette** (Pyrénées-Orientales).

Ligne d'Orléans et du Midi, station de Perpignan.

Eaux sulfureuses (sulfurées-sodiques), 22 à 78° c.

Situé non loin de Thues, le territoire d'Olette renferme beaucoup de sources, à températures diverses, parmi lesquelles on distingue la source de la Cascade, dont la chaleur atteint 78° degrés centigrades. — Maladies nerveuses, des reins et de la vessie, ulcérations du vagin et du col de la matrice, et dermatoses. Etablissement bien approprié.

* **Ontaneda** (Espagne, province de Santander).

Ligne du Midi par Bayonne et Burgos.

Eau sulfureuse à 30° c. (Sulfurée calcique.)

Sources abondantes sur divers points, notamment à Alceda et Ontaneda.

En bains, en boisson et à l'état de vapeur contre les dermatoses, les rhumatismes, la goutte, etc. Etablissement soigné mais petit.

Oppenau (Grand-Duché de Bade).

Ligne de l'Est par Strasbourg et Bade.

Eau ferrugineuse et gazeuse, bonne à prendre dans les repas, comme l'eau de Bussang. Elle jouit d'un certain degré de tonicité ; convient dans la chlorose, dans la cachexie lymphatique, etc. Etablissement bien tenu où l'on se traite par des bourgeons de sapin.

* **Oran** (Province d') (Algérie).

Ligne du Midi. Paquebots hebdomadaires partant de Marseille.

On met au premier rang : 1° Les sources de Hammam-bou-Ghara et celles de Sidi-

Aït, remarquables par leurs qualités thermales et sulfureuses. V. ces noms.

2o La source ferrugineuse et arsenicale froide de Djebel-Touilah, découverte lors des travaux entrepris sur les gîtes métalliques de ce district.

3o La source thermale des Bains de la Reine (environs d'Oran) sur le bord de la mer. Elle présente une température de 52o c. — Petit établissement de bains. Les habitants d'Oran et de la banlieue s'y rendent en grand nombre.

4o Sources thermales alcalines de Hammam-ben-Hadjar (v. ce nom) et de Sidi-Abdelli (v. ce nom).

Orenbourg (Russie d'Europe).

Etablissement spécial, très-fréquenté, situé dans les steppes de Kirghiz, au nord de la mer Caspienne et du lac d'Aral. On y traite les malades par l'usage du *koumis*, lait de jument fermenté. C'est surtout aux consomptions, aux névroses, aux phthisies que s'applique le koumis.

* **Orezza** (Corse).

Ligne de Lyon-Méditerranée; bateaux à vapeur. Ajaccio ou Bastia.

Ferrugineuse bicarbonatée, 14o c.

Ces eaux jaillissent au fond d'une ravissante vallée et sur la rive droite du Fumalto. La source qu'on utilise porte le nom de Sottana. Elle pétille et mousse à son point d'émergence.

Chloro-anémie, leucorrhée, hémorrhagies passives et diarrhées chroniques par atonie de la muqueuse, gravelle et catarrhe vésical : telles sont les maladies qui réclament l'emploi des eaux d'Orezza.

La puissance de ces eaux exige infiniment de précautions. Il faut les boire sur place.

Origny (Département de la Loire).

Ligne du Midi par Lyon et Roanne.

Ferrugineuse bicarbonatée, agréable et salutaire comme boisson de table, prescrite contre la dyspepsie, la chlorose et toute espèce d'anémie.

* **Panticosa** (Espagne, province de Huesca).

Ligne du Midi, par Toulouse et Tarbes.

Alcalines et sulfureuses, (sulfurée, sodique) 26 à 30° c.

Les sources de Panticosa sont à 9 kil. du village de ce nom. Elles attirent grand nombre de baigneurs. On les prescrit contre les catarrhes pulmonaires, les laryngites chroniques, les gastralgies, entéralgies et tumeurs abdominales, les dermatoses, les affections rhumatismales anciennes, les maladies de l'utérus. Saison : des premiers jours de juillet à fin septembre.

* **Parad** (Empire d'Autriche, Hongrie).

Ligne de l'Est par Francfort, Vienne et Dresde.

Eaux ferrugineuses, sulfurées et sulfatées gazeuses.

La station de Parad, sise dans une contrée pittoresque, possède trois groupes distincts d'eaux minérales, aménagés avec soin; les unes sont ferrugineuses, les autres sulfurées et les troisièmes sulfatées. On administre les ferrugineuses contre les maladies anémiques et le lymphatisme; les sulfurées en même temps gazeuses, contre les affections catarrhales de l'appareil respiratoire; les troisièmes, contre les dermatoses sèches et les ulcères frappés d'atonie.

Paris.

La réaction des matières organiques sur la quantité considérable de sulfate de chaux dissoute dans les eaux jaillissantes des côteaux gypseux environnant Paris, produit les sources minérales du pont d'Austerlitz, d'Auteuil, des Batignolles, de Belleville, de Passy, des Ternes et de la rue Béranger, toutes ferrugineuses, légèrement souffrées et froides. On les prescrit contre les affections anémiques, la chlorose, la dyspepsie, etc.

* Pesth-Bude (Hongrie).

Ligne de l'Est par Munich et Vienne : 12 heures de Vienne à Pesth-Bude.

Eau ferrugineuse et sulfatée gazeuse, thermale.

Prescrite contre les intoxications métalliques, la colique dite de plomb, l'anémie, la chlorose, l'arthrite, les dyspepsies, la gravelle, etc.

* Péterstthal (Grand-Duché de Bade).

Ligne de l'Est, Strasbourg et Bade.

Saline et gazeuse, renfermant beaucoup de bicarbonate de lithine. Quatre sources émergeant de couches granitiques. Considérées comme fortifiantes, stimulantes et sécrétives. Etablissement hydrothérapique bien tenu; médication par les bourgeons de sapin combinés avec les eaux.

Plœffers (Suisse, canton de Saint-Gall).

Ligne de Lyon, puis ligne de Bâle et Zurich, jusqu'à Ragaz.

Eaux légèrement alcalines, 35 à 36° c.

Employées comme boisson et en bains dans les névroses, les névralgies, les affections nerveuses de l'utérus, les troubles dans l'innervation, la paralysie.

*** Pierrefonds** (Oise).

Ligne du Nord, section de Saint-Quentin, station de Compiègne.

Sulfurée calcique froide, 13° c.

Ce village est situé sur la lisière sud de la forêt de Compiègne. De beaux hôtels remplacent tous les jours de chétives habitations.

Ses eaux employées contre les engorgements abdominaux, les affections des muqueuses, telles que la bronchite simple ou tuberculeuse, la laryngite, la pharyngite granuleuse, le catarrhe chronique du larynx et des bronches.

Pietrapola (Corse).

Ligne de la Méditerranée; paquebots de Marseille à Bastia.

Sources alcalines et sulfureuses (sulfurées sodiques), 32 à 58° c.

Dix sources contenant une quantité notable de sulfure de sodium et de divers sulfates, ainsi que de la barégine, coulent sur le territoire de Pietrapola (ancien Fiumorbo). On les prescrit en bains contre les névroses intermittentes, contre la chorée, l'hystérie, les dermatoses, les arthrites, les syphilides.

Pise (Italie, Toscane).

Ligne de Lyon et de la Méditerranée; bateaux à vapeur de Marseille à Livourne.

Eaux faiblement alcalines, 29 à 44° c., qui jaillissent et sont recueillies à San-Giulano. C'est moins la douceur du climat que l'action réelle des sources que l'on va chercher à Pise. Sous un ciel placide où la moyenne thermométrique de l'hiver est d'environ 8°, celle du printemps de 15°, celle de l'été de 23° et celle de l'automne de 17°, où des vents balsamiques apportent des vapeurs attiédies, où la campagne rit de ses plus charmants regards, on se traite par l'air qu'on respire bien plus que par la minéralisation qui s'absorbe.

* **Pitkeathly** (Angleterre, Perth).

Paquebots de la Manche. — Chemin de fer de Londres à proximité de Perth.

Saline (froide chlorurée-sodique).

Administrée en bains et en boissons contre les engorgements abdominaux, le lymphatisme, les scrofules, l'arthrite et certaines dermatoses dues à des troubles fonctionnels de l'appareil digestif.

* **Pitsjan** ou **Postény** (Empire d'Autriche, Hongrie).

Ligne de l'Est par Francfort, Vienne, Dresde, Presbourg.

Eaux sulfureuses et thermales à un haut degré, 57 à 64° c. Elles ne s'emploient qu'en bains; elles jouissent d'une réputation non contestée. On les prescrit surtout dans les affections catarrhales, cutanées et rhumatismales chroniques; dans les cas de tumeurs blanches, de périostoses et de caries, dans les syphilides. Beaucoup de militaires, incommodés de blessures anciennes, d'ulcérations inguéries, de corps étrangers non expulsés, se sont bien trouvés de l'usage des eaux de Pitsjan.

Plombières (Vosges).

Ligne de Mulhouse, section de Port-d'Atelier à Allevillers.

Alcaline (sulfatée-sodique), 11 à 71° c.

Cette ville, dont l'Empereur a fait une de ses résidences thermales, compte six établissements de bains : le Bain impérial, le Bain tempéré, le Bain des Capucins, le Bain-des-Dames, le Bain Romain et le Bain Napoléon.

Quatre sources sont utilisées en boisson : la source du Crucifix, celle du Bain-des-Dames, une des sources dites Savonneuses, et la source ferrugineuse dite source Bourdeille.

Sous quelque forme qu'on les prenne, ces eaux augmentent l'appétit et la sécrétion urinaire. Leur action spéciale s'exerce dans le traitement de la diarrhée chronique, souvent aussi dans celui des affections de matrice, des maladies nerveuses telles que migraine, chorée, névralgies sciatiques et faciales.

* **Pougues** (Nièvre).

Ligne de Lyon-Bourbonnais, station à Pougues.

Alcaline froide, ferrugineuse et iodurée (bicarbonatée-calcique), 12° c.

Employée avec succès dans le traitement de toutes les formes de la dyspepsie, des diverses manifestations de la dyathése unique : Gravelle, goutte et diabète et dans ses maladies de l'appareil urinaire et des voies génitales dans les deux sexes. Dans un sens moins spécial, l'eau de Pougues mérite d'être conseillée dans les cas d'anémie, de lymphatisme, de scrofules, etc., etc.

Ces eaux s'exportent en grande quantité et se conservent très-bien.

Préchac ou **Préchacque** (Landes).

Ligne de Bayonne, station de Dax, à 25 kil. de cette ville.

Plusieurs sources alcalines froides (chlorurées-sodiques), 19° c.

Rhumatismes chroniques, engorgements lymphatiques, scrofules, dartres, névroses.

La Preste (Pyrénées-Orientales).

Ligne d'Orléans et du Midi, station de Perpignan : route d'Arles et chemin d'Arles à la Presle, en cabriolet.

Sulfureuses (sulfurées-sodiques), 43 à 45° c.

Située dans la vallée du Tech, cette station possède plusieurs sources, dont la principale, source d'Apollon, est captée dans l'établissement même.

Le sodium et le sulfure de silicium entrent d'une manière notable dans la minéralisation des sources de La Preste. On les prescrit contre les affections des voies urinaires, et particulièrement contre la gravelle. Elles ne sont pas moins efficaces dans certaines maladies chroniques de l'abdomen, du larynx, du pharynx et des bronches.

Propiac (Drôme).

Ligne de la Méditerranée, station d'Orange.

Alcaline froide (sulfatée-calcique), 13° c. Sept sources; une seule source autorisée.

Emploi: engorgements lymphatiques, et abdominaux, dermatoses, rhumatismes, etc.

Provins (Seine-et-Marne).

Ligne de l'Est, section de Mulhouse.

Plusieurs sources ferrugineuses, 7° c. Atonie, chlorose, dyspepsie, engorgements lymphatiques, scrofules.

* **La Puda** (Espagne, province de Barcelone).

Ligne du Midi, chemins de fer espagnols, par Saragosse et Olessa.

Eau sulfureuse et chlorurée-sodique, imparfaitement analysée.

Établissement avec salles d'inhalation, système de douches, etc.

Prescrites dans l'asthme, le catarrhe des bronches, l'hémoptysie passive, le lymphatisme, les engorgements abdominaux.

Pullna (États d'Autriche, Bohême).

Ligne du Nord par Saint-Quentin, Namur, Cologne, Leipsick, jusqu'à Tœplitz; route carrossable de Tœplitz à Pullna.

Sources justement célèbres, à base de sulfate de magnésie, de sulfate de soude, de chlorures et de carbonates. Pas d'établissement balnéaire. Immense comptoir d'exportation.

Ces eaux sourdent dans une prairie d'environ 4 hectares, non loin de la ville de

Brüx. Elles sont amères, très-purgatives, d'une action douce, facilement supportable. On les prescrit, à des doses appropriées aux sujets, contre les affections catarrhales, les dyspepsies, les engorgements du foie, l'obésité, la pléthore abdominale. La lithine et le bromure de magnésium que renferme l'eau de Pullna en font un médicament précieux dans une infinité d'affections chroniques. Il s'en fait une consommation très-grande sur tous les points de l'Europe.

* **Puzzichello** (Corse).

Ligne de Lyon et de la Méditerranée; paquebots de Marseille à Ajaccio; route d'Ajaccio à Corté.

Sulfureuse (sulfurée-calcique), 19°.

L'action de ces eaux est très-énergique. Elle se manifeste particulièrement dans la cure des maladies cutanées, compliquées d'ulcérations atoniques et serpigineuses. On applique alors, sous forme de topique, du limon des sources pur ou incorporé dans l'axonge. Dans les syphilides, les périostoses, les névroses, les engorgements abdominaux, on utilise aussi cette source minérale.

Puzzichello possède un établissement thermal muni de douches et d'autres accessoires.

* **Pyrmont** (Allemagne occidentale, principauté de Waldeck, sur l'Emmer).

Ligne du Nord, Namur, Liége, Cologne, Berlin, Paderborn.

Sources ferrugineuses, bicarbonatées-calciques et chlorurées sodiques froides.

Efficaces contre l'anémie, la chlorose, les cachexies lymphatiques et scrofuleuses, les dermatoses, les affections utérines, etc. Établissement considérable. Expéditions importantes.

* **Quézac** (Lozère).

Ligne du Midi à 8 kil. de Florac.

Alcaline (bicarbonatée-sodique), manganésienne et gazeuse.

Prescrite dans les cas d'anémie, de gastralgie, de dyspepsie, d'engorgements des viscères abdominaux, des catarrhes chroniques de la vessie et du vagin, dans le diabète.

Établissement hydrothérapique.

* **Quinto** (province de Saragosse).

Ligne du Midi, chemins de fer espagnols par Saragosse.

Alcaline (chlorurée-sodique mixte). Saison du mois de juin à la fin de septembre.

Prescrite dans les affections chroniques de l'abdomen, dans les syphilides, dans le lymphatisme et certaines névroses.

Recoaro (royaume d'Italie, Vénétie).

Ligne de Lyon, par le Saint-Gothard, jusqu'à Vienne.

Sources acidulées-salines et ferrugineuses froides, au nombre de quatre.

Prescrites dans les cas d'embarras gastro-intestinal, dans les dyspepsies, les diarrhées chroniques, les engorgements et les tumeurs du foie et de la rate, dans la chloro-anémie, dans l'oligotrophie du cœur, dans le catarrhe vésical et la gravelle.

* **Reiners** (Prusse, régence de Breslau).
Ligne du Nord par Saint-Quentin, Namur, Cologne, Leipsick et Dresde.

Sources ferrugineuses froides, nombreuses, mais parmi lesquelles on n'en utilise que trois.

Conseillées pour l'anémie, la chlorose, les affections catarrhales chroniques, etc.

Établissement bien dirigé, où l'on pratique des cures au petit-lait.

* **Rehme** ou **Remé** (Allemagne, Westphalie).
Ligne du Nord par Erquelines, Liége, Cologne, Dusseldorf, etc.

Saline, chlorurée-sodique, à 31° c.

Analogue à l'eau de Nauheim, indiquée comme elle dans les anémies, les scrofules, les syphilides, les névroses anciennes, l'engourdissement musculaire, etc.

Renaison (Loire).
Ligne de Lyon — Bourbonnais, station de Montrond, 10 kil. de Saint-Galmier.

Eau bicarbonatée-calcique froide, 13°

Boisson agréable, eau de table analogue à l'eau de Seltz. Pas d'établissement de bains, mais des comptoirs d'expédition.

Rennes-les-Bains (Aude).
Ligne du Midi, Carcassonne, Perpignan.

Eaux ferrugineuses et sulfatées-sodiques bicarbonatées., 31 à 40° c.

Cinq sources jaillissent à Rennes-les-Bains; trois sont thermales, deux sont froides. La source la plus chaude et en même temps la plus chargée de principes toniques s'appelle le Bain-Fort.

Ces eaux s'appliquent efficacement à la cure de l'anémie, des arthrites, des faiblesses musculaires et des fausses ankyloses.

* **Réunion (La)**(Afrique, mer des Indes.)

De Marseille à Maurice et à la Réunion, 25 jours de traversée.

Ile remarquable par la beauté et la salubrité de son climat; fortement accidentée, offrant deux pitons, le *piton des neiges* et le *piton de Fournaise*, dont le cratère fume à 1626 mètres d'élévation.

Trois sources minéro-thermales fréquentées, savoir : deux sources alcalines (31 à 38° c.), ferrugineuses et acidules, analogues à celles de Vichy, situées : celle de *Salazie* dans le Bras-Sec, et celle du *Cilaos* dans le Bras-des-Étangs ; la troisième, celle de *Mafat*, dans le bassin de la rivière des Galets (30° c.), médiocrement sulfureuse. Hôpital militaire à Salazie, où se rencontrent différentes sources minérales variées de composition et de température. Une vogue immense paraît réservée à cette station, la seule de son genre dans les régions indiennes.

Ribans (province de Constantine, cercle de Bordj-Ben-Areridj).

Paquebots de Marseille. Un départ chaque semaine.

Sources ferrugineuses, sulfureuses et thermales importantes, fréquentées par les indigènes. Une petite maison et une piscine construite par le caïd de la Medjana.

* **Rippoldsau** (Allemagne, grand-duché de Bade).

Ligne de l'Est, Strasbourg et Kehl; 12 kil. de Strasbourg.

Sources acidules, salines et ferrugineuses (chlorurées-sodiques).

Au sein d'une vallée ravissante, remarquable par ses paysages et ses promenades. Prescrites contre les engorgements abdominaux, les affections du foie et de la rate, les maladies nerveuses. — Etablissement modèle.

Roanne (Loire).

Ligne du Bourbonnais, par Orléans.

Source ferrugineuse bicarbonatée froide, conseillée dans les cas de lymphatisme, contre les engorgements des viscères abdominaux.

Roche-Posay (la) (Vienne).

Ligne du Midi, par Orléans.

Sulfatée calcique et arsenicale froide, 19° c.

Affections de la peau, rhumatisme, névralgies, anémie, dyspepsie, scrofules. Employée en boissons et en cataplasmes boueux.

Rosheim (France, Bas-Rhin).

Ligne de l'Est, près de Strasbourg.

Source bicarbonatée-calcique froide, prescrite dans les affections calculeuses et dans les dermatoses, en boisson et en bains, mais en boisson surtout. Cette eau est agréable, établissement bien tenu. On n'y loge que les femmes, l'établissement étant la propriété du couvent de Rosheim. Les hommes trouvent des logements en ville.

Rothenfels (Grand-Duché de Bade).

Ligne de l'Est, vallée de la Murg, à 10 kil. de Bade.

Source saline froide, légèrement sulfureuse, douée de propriétés toniques, stimulantes et résolutives. S'administre en bains et en boissons contre les dyspepsies, les engorgements abdominaux, l'obésité. — Promenades charmantes.

Rouzat (Puy-de-Dôme).

Ligne de Lyon, station de Clermont-Ferrand.

Deux sources ferrugineuses froides (bicarbonatée-calcique et chlorurée-sodique), 31° c.

Utilisées chaudes contre les rhumatismes, les scrofules, le lymphatisme.

* **Royat** (Puy-de-Dôme).

Ligne de Lyon-Bourbonnais, station de Clermont-Ferrand.

Source alcaline ferrugineuse, bicarbonatée sodique et gazeuse, 35° c.

Résidence incomparable, peuplée de souvenirs et riche d'aspects. Etablissement thermal en communication avec Clermont par omnibus. Salles d'aspiration et de pulvérisation, douches de gaz acide carbonique, hydrothérapie complète.

Eaux prescrites contre l'angine folliculeuse, l'asthme humide, le catarrhe bronchique et laryngé, la tuberculose commençante, les leucorrhées chroniques, les engorgements mous de l'utérus, l'eczéma prurigineux, l'acné, le lichen et l'hyperesthésie cutanée. Les constitutions appauvries sont celles auxquelles l'eau de Royat réussit le mieux.

* **Sacedon** ou **La Isabela** (Espagne, province de Guadalajara).

Ligne du Midi, par Bayonne et Madrid.
Chemin de fer par Jadraque.

Saline, sulfatée calcique et magnésienne, 25° c.

Affections cutanées, nerveuses et rhumatismales.

Petit établissement, ouvert du 15 juin au 21 septembre.

Sail-les-Bains (Loire).

Ligne de Lyon, section du Bourbonnais, station de Saint-Martain-d'Estreaux.

Sources qui sont, les unes ferrugineuses, les autres alcalines et sulfureuses, 10 à 34° c. (bicarbonatées-sodiques froides).

Employées contre les affections utérines, les gastralgies, les rhumatismes, les engorgements abdominaux, la goutte, les scrofules, la cachexie lymphatique, certaines maladies des voies respiratoires.

* **Sail-sous-Couzan** (Loire).

Ligne de Lyon — Bourbonnais;
20 kil. de Nevers et de Montbrison.

Bicarbonatée sodique et ferrugineuse, employée pour la table et dans les cas de dyspepsie, de gastralgie, de chloro-anémie, de gravelle, d'engorgements chroniques du foie, de catarrhe vésical, etc. Etablissement hydrothérapique et mode de traitement par le gaz acide carbonique.

* **Saint-Alban** (Loire).

Lyon Bourbonnais, station de Roanne.

Alcaline, bicarbonatée-sodique, ferrugineuse et gazeuse froide, 17° c.

Eau de table et eau médicinale. Traitement par l'hydrothérapie et par le gaz acide carbonique.

Gastralgies, dyspepsie, dartres, rhumatisme, phthisie pulmonaire au premier degré, syphilides, leucorrhée, scrofules.

Saint-Allyre (Puy-de-Dôme).

Ligne de Lyon — Bourbonnais,
station de Clermont.

C'est une des sources de Clermont, très-renommée pour ses propriétés pétrifiantes.

Alcaline, bicarbonatée-calcique, 24° c.

Gastralgies, dyspepsies, cachexie lymphatique, affaiblissement musculaire.

* **Saint-Amand** (Nord).

Ligne du Nord,
station de Raismes, près de Valenciennes;
12 kil.

Eaux alcalines, sulfatées-calciques et boues, 24° c. Du 1er juin au 30 septembre.

Moins connue par ses eaux que par ses boues minérales, cette station est recommandée dans l'atrophie des membres, les rétractions musculaires, les foulures, la raideur des articulations, certaines paraplégies et affections rhumatismales, les scrofules, la goutte, la gravelle, les tumeurs blanches, certaines affections de la peau, etc.

On compte à Saint-Amand trois sources sulfureuses thermales et une source thermale dite la Chapelle.

Saint-Christau (Basses-Pyrénées).

Ligne d'Orléans et Bordeaux, station de Pau, par Dax.

Alcaline et tonique (sulfurée-calcique et ferrugineuse, 15° c.

Situation charmante dans un vallon délicieux. Cinq sources de composition différente. — Engorgements des viscères abdominaux, chlorose, cachexie pulmonaire, anémie, affections cutanées, ulcères chroniques, syphilides.

***Saint-Christophe-en-Brionnais** (Saône-et-Loire).

Ligne de Lyon, station de Piray, Hacon.

Source ferrugineuse-carbonatée froide. Employée en bains, en douches et à l'intérieur, dans l'anémie, la chlorose, les dyspepsies, les gastralgies, les troubles fonctionnels des organes génitaux chez la femme, les diarrhées chroniques, les scrofules. Etablissement complet.

***Saint-Denis-lez-Blois** (Loir-et-Cher).

Ligne d'Orléans-Tours, station de Blois.

Ferrugineuse et iodée froide.

Station située à une demi-heure de Blois et possédant trois sources. Excursions intéressantes aux châteaux de Chambord, de Ménars et de Chenonceaux.

Prescrites dans les cas d'anémie, de chlorose, de scrofules, dans les convalescences attardées, contre les écoulements chroniques, les dyspepsies, les gastralgies, les paresses d'intestin.

Sainte-Madeleine-de-Flourens (Haute-Garonne).

Chemin de fer du Midi.
Route de Toulouse à Castres, 4 kil. de Toulouse.

Ferrugineuse bicarbonatée froide.

Tonique, douée des propriétés de toutes les eaux qui contiennent du fer. On la prend en boisson et en bains contre l'anémie, la chlorose, les affections catarrhales chroniques de l'appareil génital et de la vessie.

Sainte-Marie (Cantal).

Ligne de Lyon, Clermont-Ferrand, 12 kil. de Chaudes-Aigues (V. ce mot.)

Ferrugineuse et gazeuse.

Boisson de table en même temps que médicale, prescrite contre l'anémie, la chlorose, la dyspepsie, la gravelle, le lymphatisme, les affections catarrhales anciennes.

Sainte-Marie (Hautes-Pyrénées.)

Ligne du Midi, route de Toulouse à Bagnères-de-Luchon ; 24 kil. de Saint-Gaudens.

Saline froide.

Recommandée comme diurétique et légèrement purgative contre les engorgements du bas-ventre et certaines affections de la peau.

Saint-Galmier (Loire).

Ligne du Midi : Lyon-Bourbonnais, station de Saint-Galmier.

Alcaline calcaire et gazeuse froide (bicarbonatée-calcique), 11° c.

L'eau de Saint-Galmier s'emploie presque exclusivement, comme boisson de table.

Elle est d'une remarquable limpidité, s'exporte bien. On la prescrit dans l'allanguissement des fonctions digestives, dans la dyspepsie, dans les cas de gravelle urique ou phosphatique, etc.

* **Saint-Gervais** (Haute-Savoie).

Ligne de Lyon-Genève.

Alcaline et sulfureuse (sulfurée-sodique), 40° c.

Situé au fond d'un vallon, au pied du mont Blanc, près de Sallanches, sur la route de Chamonix, Saint-Gervais possède un établissement où l'on compte cinq sources, dont quatre servent à l'usage externe, et la cinquième (source du Torrent) à la boisson. Prescrites contre les gastralgies, les éruptions folliculeuses de la peau, surtout l'acné et la couperose, contre le ver solitaire, les scrofules, les fatigues de l'intelligence, les rhumatismes, etc.

Etablissement thermal bien tenu ; pays pittoresque, promenades charmantes.

M. le docteur de Mey, directeur propriétaire.

* **Saint-Honoré-les-Bains** (Nièvre).

Ligne de Lyon. Section du Bourbonnais, par Nevers ou de la Bourgogne, par Dijon. Station de Cercy-la-Tour ; de Cercy-la-Tour, à Saint-Honoré, voiture en 1 h. 1/2.

Sulfureuse (sulfurée-sodique), 32° c.

Les eaux de Saint-Honoré rappellent les vertus thérapeutiques des eaux des Pyrénées. Le traitement des affections pulmonaires, scrofuleuses et des maladies utérines constitue leur spécialité. Ce sont les seules eaux sulfureuses sodiques, du centre de la France analogues à celles des Pyrénées. Etablissement bien tenu, avec jeu de douches. Salle d'inhalation et de respiration. Vaste piscine à eau courante, hydrothérapie, etc. Sites magnifiques. Délicieuses excursions. Cures merveilleuses à chaque saison de bains. — Vie à bon marché. Un bel avenir est réservé à cet établissement.

Propriété particulière de M. le marquis d'Epeuilles, sénateur.

Le médecin inspecteur, M. Colin, est auteur d'un excellent *Guide médical*, pour les eaux de cette station importante.

Saint-Landelin (Grand-Duché de Bade).

Ligne de l'Est par Strasbourg; proximité de Bade.

Eau saline jaillissante, près de Munchterthal, dans une vallée très-agréable.

Saint-Laurent-les-Bains (Ardèche),

Ligne de Lyon et de la Méditerranée, stations de Montélimart.

Deux sources abondantes (carbonatées-sodiques), à 53° c.

Toniques et remarquablement excitantes; prescrites contre les dermatoses, l'anémie, la leucorrhée, les affections catarrhales, les arthrites, les rhumatismes, les névroses, les ulcères anciens, etc. — Deux établissements munis de piscines.

* **Saint-Louboner** (Landes).

Ligne du Midi par Tarbes, station de Grenade.

Alcaline froide (sulfhydratée calcaire), riche en barégine, 20° c.

Indiquée dans les bronchites chroniques, la chlorose, le lymphatisme, les scrofules, les syphilides, certaines dermatoses, notamment la pellagre, les ulcères anciens et rongeants.

Trois établissements.

Saint-Maurice (Puy-de-Dôme).

Ligne de Lyon et du Bourbonnais, station de Clermont.

Ferrugineuse-bicarbonatée, 15° à 34° c.

Anémie, chlorose, gastralgies, entéralgies, rachitisme, scrofules, fièvres intermittentes paludéennes.

* **Saint-Moritz** (Suisse, Grisons).

Ligne de Lyon et Bâle, jusqu'à Coire.

Sources ferrugineuses, bicarbonatées-sodiques ; coulant sur un plateau de la Haute-Engadine, à 1,856 mètres au-dessus du niveau de la mer. Vogue de fraîche date, mais qui paraît devoir être durable. — Deux sources, l'ancienne et la nouvelle. Prescrites dans la chlorose et l'anémie, les dyspepsies, les affections utérines, l'impuissance, le catarrhe vésical, la goutte, la cachexie scrofuleuse, etc.

Etablissement bien tenu, avec douches. Expédition considérable. Promenades pittoresques, mais air très-vif, séjour dangereux pour les poitrines délicates.

Saint-Myon (Puy-de-Dôme).

Ligne du Midi par Lyon et Riom.

Acidulée gazeuse froide.

Conseillée dans les cas d'atonie de l'appareil digestif. S'expédie plutôt qu'elle ne se boit sur place.

***Saint-Nectaire-le-Bas** (Puy-de-Dôme).

Ligne de Lyon-Bourbonnais, section de Clermont ou d'Issoire.

Alcalines (chlorurées-sodiques, ferrugineuses, gazeuses, iodées et arsénicales. 6 sources), 18 à 40° c.

Ces eaux sont employées en boisson, en bains et en douches dans trois petits établissements. On les utilise contre la dyspepsie, la leucorrhée atonique, la gravelle, les engorgements des viscères abdominaux, dans les rhumatismes chroniques, les affections des os et des yeux, les suites de fractures. — Deux établissements; au système de douches oculaires.

On utilise les eaux de Saint-Nectaire par les pétrifications qu'on en obtient, lesquelles sont formées par le carbonate de chaux que colore un peu de fer hydroxydé.

Saint-Nectaire-le-Haut a une source alcaline et un établissement.

Saint-Pardoux (Allier).

Ligne de Lyon et du Bourbonnais, près Bourbon-l'Archambault.

Ferrugineuse, acidule et gazeuse froide. Ses propriétés toniques la font prescrire contre l'anémie, la dyspepsie, la gastralgie et généralement dans tous les cas où les ferrugineux sont indiqués. Boisson de table agréable.

*** Saint-Sauveur** (Hautes-Pyrénées).

Ligne d'Orléans-Midi, section et station de Tarbes.

Sulfureuse (sulfurée-sodique), 34° c.
Vallée de Luz, l'une des plus pittores-

ques des Pyrénées. L'eau jaillit d'un rocher, claire, limpide, onctueuse. Etablissement thermal élégant et convenable.

Névralgies faciales et sciatiques, affections catarrhales de la vessie, engorgements de la prostate, mais surtout maladies de matrice.

Saint-Yorre (Allier).

Ligne de Lyon, chemin de fer du Bourbonnais.

Alcaline, gazeuse, froide (bicarbonatée-sodique).

Convenable dans les affections chroniques des voies digestives, dans les engorgements du bas-ventre.

Salah-Bey (Algérie, province de Constantine).

Paquebots de la Méditerranée, partant de Marseille, 6 kil. de Constantine.

Alcaline (bicarbonatée-calcique), à 27° c.

Prescrite dans les dyspepsies, les gastralgies, les engorgements abdominaux, les arrhtites, etc.

* **Sales** (Italie, Piémont).

Ligne de Lyon par Suze, Turin, Alexandrie.

Alcaline, (chlorurée-sodique, bromo-iodurée.) Source qui jaillit au pied des Apennins, à 5 kilomètres de Voghera, et que l'on a captée depuis trois siècles dans un puits. On l'emploie à l'extérieur, à l'intérieur ; on l'exporte sur une très-large échelle pour toute l'Italie. — Utile dans le lymphatisme, le scrofule, les syphilides.

*** Salies-de-Béarn** (Basses-Pyrénées).
Ligne de Bayonne, Orthez, station de Puyos.

Alcaline froide (chlorurée-sodique et bromo-iodurée), 13° c.

Eaux chaudes et puissantes, prescrites dans le lymphatisme, les scrofules, les rhumatismes chroniques, dermatoses, etc.

Charmant climat, promenades agréables, d'un pittoresque varié ; vie à bon marché. Deux établissements où les maladies de peau sont traitées a l'instar du système en usage à l'hôpital Saint-Louis.

*** Salins** (Jura).

Ligne de Paris-Lyon, section de Dijon à Dôle, station de Salins.

Alcaline froide (chlorurée-sodique), 20° cent. Iode et brôme en quantité notable.

Il existe à Salins des sources qu'utilise l'industrie, depuis un temps immémorial, et une source naturelle, la source de la Grotte, qui est essentiellement médicinale.

Les affections caractérisées par le lymphatisme et la scrofule, le scorbut, le rachitisme, la cachexie vénérienne, certaines dermatoses, les engorgements atoniques de l'utérus, l'aménorrhée, le rhumatisme, éprouvent d'heureux effets des eaux de Salins.

Etablissement confortable ; une des plus belles piscines de France ; tous les moyens hydrothérapiques. Prix modérés. Environs délicieux ; ressources de tout genre.

Salzbrunn (Prusse).

Ligne du Nord par Saint-Quentin, Namur, Cologne, Leipzig.

Alcalines froides, gazeuses. comme celles

d'Ems. Sources d'une grande abondance, parmi lesquelles deux seulement sont utilisées. — Affections catarrhales des organes respiratoires, dyspepsie, gastralgie, entéralgie, engorgements abdominaux, etc.

Saltzbronn (Moselle).

Salines (sulfatée calcique, Bromurée).

Eaux de la saline de Saltzbronn, par Sarralbe, reconnues, efficaces dans les affections de la vessie, le catarrhe et la gravelle; dans les dyspepsies, les embarras gastriques, les maladies du foie et des voies biliaires.

Chemin de fer de l'Est, section de Metz et Forbach.

* **Salins** (Savoie).

Ligne de Lyon par Chambéry.

Alcaline chaude (chlorurée-sodique) à 38° c.

Captée dans un établissement qui date de 1840. Utilisée dans les cas de lymphatisme, de scrofule, d'engorgements abdominaux, d'affections arthritiques, de troubles menstruels et de maladies herpétiques; dangereuse quand il y a menace de congestion.

Salut (Hautes-Pyrénées).

Ligne d'Orléans et du Midi, jusqu'à Bagnères-de-Bigorre.

Situées au fond d'un vallon charmant, mais étroit et sinueux, condition qui ajoute encore au pittoresque des lieux, les sources thermales du Salut sont très-abondantes. Leur température s'élève à 33° c.

Prescrites en boisson, en bains, en douches; affections cutanées, nerveuses et utérines, gravelle, catarrhe vésical, délabrements d'estomac, digestions lentes, engorgements abdominaux.

*** San-Juan de Campos** (île de Mayorque).

Paquebots de la Méditerranée. Service de Marseille en Algérie. 7 heures de Palma.

Alcaline (chlorurée sodique, mixte), à 40° c.

En boisson, en bains, en douches, en vapeur contre les affections cutanées, les névroses chroniques, les rhumatismes, les hémiplégies.

*** Santa-Agueda** (Espagne).

Ligne d'Orléans et du Midi, par Bayonne et Vitoria, station de Saint-Sébastien.

Alcalines et sulfureuses froides (sulfurées-calciques). — Renommées en Espagne pour le traitement spécial des affections de la peau, des anémies, suite de lymphatisme ou de déperditions sanguines.

Santenay (Côte-d'Or).

Ligne de Lyon par Dijon.

Chlorurée sodique, froide. Vogue commençante, mais connue depuis longtemps dans le pays, sous le nom de *Fontaine salée*.

Prescrite à l'intérieur contre les dyspepsies, la gravelle, les engorgements des viscères abdominaux, les fièvres intermittentes, la chlorose, les scrofules, etc. Action purgative facilement supportable.

*** Saratoga-Springs** (Etats-Unis d'Amérique).

Ces sources (chlorurées sodiques à 12°), situées dans le comté de Saratoga (Etat de New-York) sont captées au profit d'un établissement magnifique où se rendent de nombreux malades. Elles jouissent de propriétés laxatives et toniques ; elles réussissent contre les affections calculeuses, les scrofules, la cachexie lymphatique.

Saudon (Espagne).

Ligne d'Orléans et du Midi par Bayonne et Pampelune.

Source sulfatée-calcique, à 29° c. Prescrite en bains et en boissons dans les affections névropathiques et rhumatismales. On la transporte sans qu'elle perde aucune de ses propriétés. Exploitation considérable.

*** Saxon** (Suisse, Valais).

Ligne d'Italie, de Bâle et Zurich ou de Genève, 10 minutes de Martigny.

Source bromo-iodurée, dans une proportion très-remarquable.

Anémie, chlorose, dyspepsie, névropathies, scrofules, goîtres.

*** Scarborough** (Angleterre, York).

Paquebots de France à Londres; chemin de fer Great-Northern.

(Salines sulfatées magnésiques, ferrugineuses, froides.)

Propriétés laxatives et toniques. En usage dans la dyspepsie, la gastralgie, les engorgements abdominaux.

Etablissement confortable. Bains de mer à proximité.

* **Schinznach** (Suisse, cant. d'Argovie).
Ligne de l'Est par Bâle et Zurich.

Sulfureuse (sulfatée, chlorurée et carbonatée), à 36° c.

Le soufre constitue la partie essentiellement active des eaux de Schinznach, qui jaillissent d'une roche calcaire en grande abondance, claires, limpides, dégageant des bulles de gaz acide carbonique et une odeur d'hydrogène sulfuré; sa saveur est salée et piquante.

Utilisée en boisson, bains et douches, aspirations, inhalations et pulvérisations, dans la cure du lymphatisme, des scrofules, des maladies de peau, des rhumatismes chroniques, des catarrhes, laryngites, bronchites, des maladies nerveuses, etc. — Source bromo-iodurée de Wildegg, voisine et auxiliaire. Etablissement convenable, entouré de jolies promenades, site abrité des vents du nord; température douce et uniforme.

* **Schlangenbad** (Prusse, ancien duché de Nassau).
Ligne de l'Est et du Nord, par Forbach, Manheim, Francfort.

Sulfureuse (sulfurée sodique), 27 à 34° c.

Climat excellent, au versant sud-ouest du Taunus, air balsamique, toujours frais; promenades charmantes. Etablissement ducal remarquable.

Action spécialement efficace dans les maladies du système nerveux, dans les affections utérines, dans le catarrhe chronique des bronches, dans les affections du larynx et du poumon, dans l'exercice fonctionnel de l'appareil circulatoire, etc. Un auteur ancien prétendait que Schlangenbad serait l'asile des vétérans de Mars et de Vénus ; Hufeland a ratifié ce pronostic.

* **Schwalbach** (Prusse, ancien duché de Nassau).

Ligne de Forbach, Mayence et Wiesbaden.

Bicarbonatée ferrugineuse, froide, très-gazeuse, 10° c.

Station des plus riantes, entre Ems et Wiesbaden.

Eau prescrite surtout aux jeunes filles chlorotiques, aux femmes épuisées par de longs chagrins ou par des couches laborieuses. On la prend pure ou coupée de lait ou de vin.

* **Schwalheim** (Prusse, ancienne Hesse-Electorale).

Ligne de Forbach, Manheim et Francfort.

Bicarbonatée mixte, froide et gazeuse. Eau de table en même temps qu'eau thérapeutique contre l'anémie, la chlorose, la dyspepsie, la gravelle, les vomissements diaphragmatiques. Etablissement d'hydrothérapie.

Sedlitz (Empire d'Autriche, Bohême).

Ligne du Nord, Saint-Quentin, Leipzig, Dresde, Aussig et Tœplitz

Alcaline froide (sulfatée sodique et magnésienne).

Action purgative, agissant dans les engorgements du bas-ventre, dans les affections chroniques du foie. — S'exporte plutôt qu'elle ne se boit sur place.

Segray (Loiret).

Chemin de fer du Centre; 20 kil de Pithiviers.

Alcaline froide (sulfatée calcique et ferrugineuse).

En usage contre l'anémie, la chlorose, la dyspepsie, la gastralgie, les scrofules.

Seidschutz.

Ligne du Nord. Même itinéraire que pour Sedlitz.

Alcaline froide (sulfatée sodique et magnésienne).

Eau purgative, plutôt exportée que consommée sur place. Point d'établissement. Mêmes indications thérapeutiques que pour l'eau de Sedlitz.

Seltz ou **Seltère** (Prusse, ancien duché de Nassau).

Ligne du Nord par Forbach, Francfort et Mayence.

Alcaline gazeuse froide (chlorurée sodique et carbonatée), à 16 et 17° c.

Eau de table acidule, apéritive et tonique ; n'est bue que transportée. Pas d'établissement. On en fait, en Allemagne, une consommation énorme. Elle mérite sa renommée. L'eau factice qu'on colporte sous le même nom est la plus indigne supercherie.

* **Sermaize** (Marne).

Ligne de l'Est, station de Sermaize.

Alcaline et ferrugineuse froide (sulfatée magnésienne, bicarbonatée, calcaire et ferrugineuse), 10 à 13° c.

Cette source sur la limite de la Champagne et de la Lorraine porte le nom de fontaine des Sarrasins. Elle jouit de propriétés laxatives et diurétiques qui la font rechercher dans les gastralgies, dans les engorgements du bas-ventre, et dans certaines maladies de l'appareil urinaire. On la conseille aussi dans les pertes séminales involontaires, dans la consomption, la gravelle, etc.

Sidi-Abdelli (province d'Oran).

Source thermale alcaline, à 38° c., située sur la rive gauche de l'Isser ; 7 kil. Est d'un pont en pierre de la route d'Oran à Tlemcen.

Abondante, fournit 40 litres par seconde. Utilisée à l'état de bains par les indigènes. — Piscine.

Sidi-Aït (province de Constantine).

Source thermale sulfureuse à 52° c. ; sur la rive droite de l'Oued-Soughaï, près de son confluent avec le Rio-Salado.

Employée en bains par les indigènes.

Sierk (Moselle).

Ligne de l'Est par Metz et Thionville, 40 kil. de Metz.

Alcaline froide (chlorurée sodique, bromurée).

Cette eau, connue dans le pays sous ls nom d'eau minérale de Basse-Kontz, source d'une colline un peu sauvage mais pittoresque. On l'utilise seulement depuis quelques années. Elle est transportable. Les affections névropathiques, les scrofules les maladies cutanées, la dyspepsie, toutes les dégénérescences ou engorgements lymphatiques se trouvent bien de l'usage de cette eau. Elle est efficace surtout en boisson.

* **Siradan** (Hautes-Pypénées).

Ligne d'Orléans et du Midi, station de Montréjeau, route de Saint-Gaudens à Bagnères-de Luchon.

Salines etalcalines, séléniteuses, froides et ferrugineuses (sulfatées calciques).

C'est un groupe de sources, ayant toutes les mêmes propriétés, mais parmi lesquelles on a fait choix de quatre sources, deux alcalines et deux ferrugineuses crénatées. Les alcalines sont captées dans un établissement convenable, les ferrugineuses s'administrent en boisson. On les considère comme toniques, digestives, utiles contre les éphélides, les engorgements des viscères abdominaux, la gravelle, la néphrite calculeuse, le catarrhe vésical, et pour remédier à la chloro-anémie des personnes lymphatiques.

Skleno ou **Szkleno.**

Ligne ferrée de Vienne à Pesth ; station de Gran-Nana.

Eau sulfatée thermale, à 43° c.

Maladies chroniques du tube digestif, obésité, migraines rebelles, syphilides, cachexie paludéenne, anémie chlorotique, engorgement des viscères abdominaux, lymphatisme.

* **Soden** et **Kronthal** (Prusse, ancien duché de Nassau).

Ligne de Forbach, Mayence et Francfort; station de Hoechst.

Alcaline froide et gazeuse (bicarbonatée chlorurée-sodique), de 15 à 30° c.

Ces sources, au nombre de 24, se trouvent disséminées dans un charmant village situé au pied du Taunus, à 15 kilomètres de Francfort. Elles sont limpides, incolores, agréables. — En usage en bains et en boissons contre les affections des organes respiratoires, l'anémie, la scrofule, les engorgements des viscères abdominaux. Kurhaus: jolies promenades.

Kronthal, situé à 45 minutes de Soden, possède des eaux douées de propriétés analogues et un établissement bien situé.

Soden et Kronthal attirent un grand nombre de malades.

* **Solan de Cabras** (Espagne, province de Cuença).

Ligne du Midi et des Pyrénées à Cuença.

Alcaline et saline (chlorurée-sodique mixte), 18° c.

Affections rhumatismales et névropathiques. Un établissement ouvert du 15 juin au 15 septembre.

Soultzbach (Haut-Rhin).

Ligne de l'Est, par Strasbourg et Colmar.

Sources ferrugineuses froides, bicarbonatées, par conséquent gazeuses.

Elles sont au nombre de 3. — Utilisées comme boisson de table, elles servent, en outre, à la médication des dyspepsies, des gastralgies, de l'anémie chlorotique, des engorgements glandulaires, etc.

Soulzbad (Bas-Rhin).

Ligne de l'Est, par Strasbourg : 20 kil. de cette ville.

Alcaline froide (chloro-iodo-bromurée), 15° c.

Dermatoses, affections rhumatismales, arthrites, gouttes, syphilides, scrofules, névroses.

* **Soultzmatt** (Haut-Rhin).

Ligne de l'Est, station de Rouffach.

Alcaline gazeuse froide (bicarbonatée-sodique).

Sur le revers oriental des Vosges, au voisinage de Colmar. Eau recommandée contre la dyspepsie et la gastralgie ; boisson de table aussi utile qu'agréable, remède efficace contre les affections chroniques des organes pulmonaires, du foie, des reins et de la matrice.

Cette eau est préférée à l'eau de Seltz en raison de la quantité considérable de gaz acide carbonique qu'elle renferme. Etablissement bien dirigé.

Soultz-sous-Forêts (Bas-Rhin).

Ligne de l'Est, station de Wissembourg.

Alcaline (chlorurée-sodique froide.)

Utilisée contre les affections rhumatismales et goutteuses, les arthrites chroniques, les névropathies.

* **Spa** (Belgique, province de Liége).

Ligne du Nord, par Erquelines, Liége et Spa.

Eau ferrugineuse bicarbonatée froide, 9 à 10° c.; la reine des eaux ferrugineuses.

Six sources principales : le *Pouhon*, la *Sauvenière*, le *Græsbeek*, la *Géronsière*, le *Tonnelet*, le *Barisart*. Le Pouhon l'emporte en principes toniques sur les autres sources. — Action éminemment fortifiante. On prescrit cette eau surtout dans le lymphatisme, la scrofule, les dégénérescences des organes abdominaux, les maladies chroniques de l'estomac et des intestins. L'anémie, la chlorose, la faiblesse de l'appareil utérin, la diarrhée, se trouvent très-bien de l'usage de l'eau de Spa, qui réussit aussi dans le traitement des laryngites et des bronchites anciennes, même avec tuberculose. On la coupe alors de lait. — Etablissement bien tenu, dans lequel toute espèce de distraction se trouve associée aux divers modes de médication. Jeux de roulettes, etc.

Strockur ou **Strochur** (Islande).

Paquebots pour Londres ou pour Copenhague, et de là pour l'Islande.

Le Strockur, source désignée sous le nom de *Nouveau Geyser*, est à proximité de l'*ancien Geyser*, au sud de l'île.

Volcan d'eau thermale, d'une température de 100° c. à la surface de la source; d'une température de 124° c. à 20 mètres de profondeur; elle s'échappe avec une abondance extraordinaire.

L'eau contient beaucoup de chlorure de sodium et de silice. Il y a des sources semblables au nord de l'île, et à l'est, des sources intermittentes du même genre.

Toutes proviennent évidemment du même foyer.

Nous les signalons ici comme simple curiosité scientifique, car les indigènes seuls s'en servent.

Sylvanès (Aveyron).

Ligne d'Orléans et du Midi, section de Béziers à Graissessac.

Alcaline (bicarbonatée-magnésienne ferrugineuse et arsenicale), 35 à 38° c.

Par la nature assez complexe de sa composition, l'eau de Sylvanès s'adresse à des maladies assez variées. Ainsi, indépendamment de la chlorose, de l'anémie, de plusieurs affections nerveuses caractérisées par l'asthénie, elle impressionne avantageusement les organes de la génération, et contribue puissamment à la guérison des engorgements du foie et de certains rhumatismes. Elle paraît surtout efficace contre le catarrhe vésical.

Szliacz (Hongrie).

Ligne du Nord, par Francfort, Vienne, Pesth, Gran et Schemnitz.

Sources nombreuses et abondantes, toutes ferrugineuses (sulfatées ferrugineuses), de température variée, 11 à 31° c.

Anémie, chlorose, leucorrhée, cachexie paludéenne, catarrhe bronchique et vésical, névroses.

Tarasp (Suisse).

Ligne de l'Est, par Mulhouse, Bâle, Zurich et Saint-Moritz.

Alcaline et ferrugineuse, 9° c.

Au canton des Grisons, dans la Basse-

Engadine, à deux kilomètres du village de Tarasp, jaillissent plusieurs sources minérales ferrugineuses froides, contenant du gaz acide carbonique, qui les rend mousseuses, pétillantes. On peut s'en servir à certain degré pour boisson de table. Elles sont efficaces dans la cure de l'asthme, des affections vermineuses, des engorgements du foie et de la rate, dans les dyspepsies, les gastralgies, le lymphatisme, la scrofule, etc.

Tercis-Labagnère (Landes).

Ligne d'Orléans et du Midi, station de Dax.

Salines sulfureuses, 40° c.

Sources fécondes, au pied des Pyrénées, entre Bayonne et Orthez, à 6 kilomètres de Dax. Elles s'administrent en bains, boissons et douches, contre les dermatoses, les affections rhumatismales, les névroses du tube intestinal, les scrofules, les arthrites chroniques, les convalescences difficiles.

* **Tœplitz** (Etats autrichiens, Bohême).

Ligne du Nord, par Saint-Quentiu, Cologne, Dresde, Leipzig.

Alcaline (bicarbonatée-sodique et azotée), 26 à 49° c.

Station princière, rendez-vous habituel de la haute diplomatie européenne. Plusieurs établissements thermaux considérables, parmi lesquels on cite ceux qu'entretiennent à Schonau, pour leurs nationaux, l'Autriche, la Prusse et la Saxe.

On y traite avec succès les arthrites chroniques, la goutte, les douleurs osseuses ou musculaires survenues à la suite de fractures ou de blessures, les névralgies, les contractions des membres.

Tiermas (Espagne, province de Saragosse).

Ligne du Midi de la France et du Nord de l'Espagne.

Eaux sulfureuses, 36° c.

En usage contre les affections arthritiques, les rhumatismes, dermatoses, engorgements abdominaux, laryngites, etc. — Se prennent en boisson et en bains.

Trebas (Tarn).

Ligne du Midi, 30 kil. d'Alby.

Eaux sulfureuses et ferrugineuses froides.

Prescrites dans les dermatoses, la chlorose, la prédominance lymphatique et contre les symptômes avant-coureurs de phthisie tuberculeuse et de la laryngite.

* **Trillo** ou **Carlos III** (Espagne, province de Guadalajara).

Lignes ferrées du Midi et du Nord de l'Espagne, par Jadraque.

Source chlorurée-sodique et sulfurée-calcique, de 29 à 30° c.

C'est la station la plus fréquentée de toute l'Espagne. On s'y rend du 20 juin à la fin de septembre.

Affections chroniques des articulations, rhumatismes, syphilides, intoxications du mercure, de la térébenthine, des sels de plomb, hémiplégies et paraplégies. Hôpital pour les pauvres.

***Tunbridge-Wells** (Angleterre, comté de Kent).

Paquebots pour la Manche ; chemin de fer de Falkstone à Londres.

Ferrugineuse bicarbonatée froide, 10° c.

Cette station d'eau minérale, l'une des plus fréquentées du Royaume-Uni, reçoit spécialement des femmes chlorotiques, des convalescents de maladies longues, des individus atteints de cachexie lymphatique, de dyspepsie, de gastralgie, d'entéralgie. L'eau de Tunbridge renferme beaucoup de protoxyde de fer.

Etablissement confortable.

Tunis (Régence de) (Afrique septentrionale).

Ligne de Lyon et de la Méditerranée ; bateaux à vapeur de Marseille à Tunis.

Les sources minérales de cette vaste contrée sont très-abondantes et presque toutes thermales. Les indigènes s'y rendent en grand nombre. On cite surtout la source Hamman-en-Enf, près de Tunis, et celle de Hamman-Kourbis, territoire de l'ancienne ville de Carthage. La province d'Utique se trouve particulièrement sillonnée d'eaux minéro-thermales, alcalines, salines et sulfureuses. Leur analyse chimique est à faire.

*** Urberoaga de Alzola** (Espagne, Guipuscoa).

Ligne du Midi, par Bayonne et Tolosa.

Alcaline, (chlorurée mixte), 25° c.

Dermatoses, rhumatismes chroniques, arthrites, névroses de la respiration, maladies des voies génitales et des voies urinaires, néphrites. Petit établissement ouvert du 15 juin au 15 septembre.

*Uriage (Isère).

Ligne du Midi, par Lyon ; stations de Grenoble et de Gières-Uriage.

Deux sources : l'une ferrugineuse, l'autre sulfureuse et chlorurée, 27° c.

Station balnéaire au pied des Alpes dauphinoises, dans la délicieuse vallée de Vaulnavays. Etablissement considérable, qui peut réunir 1,600 malades.

Ces eaux, d'une puissance remarquable, réunissent les principes minéralisateurs qui existent isolés dans la plupart des sources alcalines. Elles réussissent contre les dermatoses, le lymphatisme, les scrofules, les affections des organes respiratoires, les arthrites, les névropathies, le rachitisme, l'anémie, l'épuisement et l'impuissance.

*Ussat (Ariége).

Ligne d'Orléans et du Midi, station de Toulouse et de Foix.

Alcalines à faible degré, 28 à 35° c.; utilisées généralement en bains.

Reconnues efficaces contre les affections névropathiques des femmes, les engorgements de la matrice et des autres viscères abdominaux ; elles provoquent et régularisent la menstruation ; elles conviennent dans le lymphatisme, les scrofules, les arthrites chroniques, etc. ; elles sont surtout indiquées pour remédier aux abus et fatigues de la contention d'esprit et de toute espèce de déperdition nerveuse.

Vacqueiras-Montmirail (Vaucluse).

Ligne de Lyon à la Méditerranée; station de Courtezon, 15 kil. d'Orange.

Sulfureuse et saline (sulfatée - magnésienne), froide.

Dyspepsie, entéralgie, engorgements abdominaux.

Valdiéri (Royaume d'Italie, province de Coni).

Ligne d'Italie par Culoz, le Mont-Cenis, Suze, Turin et Coni.

Plusieurs sources sulfureuses (sulfatées-sodiques), de 24 à 75° c. Ne se boivent pas.

Boues et conferves utilisées avec succès contre les rétractions musculaires, les tumeurs blanches, les entorses, les paralysies, les plaies phagédéniques.

* **Vals** (Ardèche).

Ligne de Lyon-Méditerranée, station de Livron par Privas et Aubenas, à 6 kil. d'Aubenas.

Acidules, gazeuses (bicarbonatées-sodiques froides).

Situation charmante qui laisse peu de chose à désirer. Etablissement confortable; hôtels divers.

Les sources de Vals, au nombre de vingt, diffèrent les unes des autres par certaines variétés dans leur composition.

* **Vergèze** (Gard).

Ligne de Lyon à la Méditerranée, section de Nîmes.

Ferrugineuses bicarbonatées froides.

Ces eaux, qui sourdent au pied d'un coteau, dans un riant village, entre Nîmes et

Montpellier, ont une propriété tonique et désobstruante. Elles peuvent servir de boisson de table, et se mélangent avec le vin, sans le décomposer. Administrées dans les convalescences des fièvres muqueuses, typhoïdes, dans les cachexies lymphatiques et rhumatismales, dans les névroses, les dyspepsies, les gastralgies et entéralgies, les scrofules. Les *bains de boues*, donnés à Vergèze, réussissent parfaitement contre les rhumatismes chroniques et les arthrites.

* **Vernet** (Pyrénées-Orientales).

Ligne d'Orléans et du Midi, par Lyon, Tarascon, Cette, Perpignan.

Sulfureuse et alcaline (sulfurée-sodique) 10 à 58° c.

Station située dans une vallée riante, au pied du Canigou. On y compte onze sources, dont l'action thérapeutique est excitante, sans pourtant influencer d'une manière spéciale l'appareil respiratoire. Vernet est fréquenté l'hiver par les phthisiques, qui voient leur expectoration diminuer et leur toux se calmer, sous la double influence des eaux et du climat. Les eaux de Vernet se prescrivent avec non moins de succès dans les affections catarrhales de la vessie, dans les douleurs rhumatismales, les digestions lentes, les engorgements des viscères abdominaux, les scrofules.

* **Vichy** (Allier).

Chemin de fer de Lyon-Bourbonnais.

Sources alcalines (bicarbonatées-sodiques), 10 à 44° c.

C'est la station la plus fréquentée de l'Europe. Il s'y rend annuellement 20,000 malades. Neuf sources principales, dont sept sont la propriété de l'Etat.

Les eaux de Vichy jouissent d'une efficacité exceptionnelle contre les troubles de la digestion, dyspepsies, aigreurs, ballonnements, flatuosités; contre les engorgements du foie, de la rate et de l'utérus; contre la gravelle et les calculs urinaires; contre l'albuminurie, le diabète sucré, la goutte, le rhumatisme, etc.

Vil-sur-Cère (Cantal).

Ligne de Lyon, section du Bourbonnais, station de Massiac.

Alcalines, ferrugineuses et gazeuses, (bicarbonatées chlorurées froides.)

Quatre sources en exploitation. Ces eaux sont souveraines contre l'anémie, la chlorose, les gastralgies, les débilités du gros intestin, le catarrhe vésical, et surtout la gravelle, ce qui les a fait qualifier de *lithontriptiques*. Comme eaux de table, mêlées au vin, elles ont l'agrément des eaux de Seltz.

Vignone-les-Bains (Royaume d'Italie, Toscane).

Ligne de Lyon à la Méditerranée. Paquebots de Marseille à Livourne.

Alcalines et sulfureuses (sulfatées carbonatées calciques).

Conseillées dans les affections cutanées, les arthrites, les rhumatismes, la goutte, le lymphatisme, les maladies des voies urinaires, les syphilides, les tumeurs blanches, les scrofules.

Connues et fréquentées depuis très-longtemps.

Vihnye (Empire d'Autriche, Hongrie).

Ligne du Nord, par Francfort, Munich, Vienne, et ligne de Vienne à Pesth.

Alcaline tiède (carbonatée-calcique), 40° c.

Anémie, leucorrhée, chlorose, catarrhe pulmonaire et vésical, arthrite, rhumatisme.

Vinadio (Royaume d'Italie, province de Coni).

Ligne de Lyon à Turin, par Saint-Jean-de-Maurienne et Suse.

Sulfureuses, 32 et 63° c.

Sont données en bains et à l'état de boue dans les chloroses, les affections rhumatismales chroniques, les engorgements des viscères abdominaux, l'arthrite articulaire, les anciennes blessures, les ulcères phagédéniques, etc.

Action purgative, diurétique et résolutive.

* **Vinca** (Pyrénées-Orientales).

Ligne d'Orléans et du Midi, section de Perpignan.

Alcaline et sulfureuse (sulfurée-sodique) froide, à 34° c., coulant avec abondance dans la vallée du même nom.

On administre cette eau en boisson. Elle réussit surtout contre les affections chroniques de la peau et les maladies catarrhales. Petit établissement.

Vigos (Hautes-Pyrénées).

Ligne d'Orléans et du Midi, jusqu'à Tarbes.

Alcaline, (sulfatée-sodique et bitumineuse froide). Cette source, située dans la vallée de Baréges, à 2 kilomètres de Luz, fournit une eau limpide que n'altère ni son exposition à l'air libre, ni son transport. Elle contient une quantité notable de fer et un principe analogue à celui de la barégine. L'estomac la supporte bien ; elle est agréable.

Prescrite notamment dans les affections organiques de la génération ; dans les dégénérescences ulcéreuses et contre les cicatrisations indolentes. Elle réussit aussi dans le lymphatisme, les scrofules. Pas d'établissement. Seuls les gens du pays s'en abreuvent sur place.

* **Viterbe** (Royaume d'Italie, Etats Romains).

Ligne de Lyon et de la Méditerranée, de Marseille à Civita-Vecchia. Bateaux à vapeur.

Eaux déjà fréquentées sous les premiers rois de Rome.

Deux sources : la *Crociata*, alcaline et sulfureuse (sulfatée - calcique - iodurée), 50 ; celle de la *Grotte*, sulfureuse et ferrugineuse, 49° c.

Eaux puissantes, applicables à quantité de maladies, mais notamment aux affections de la peau et du système lymphatique.

Etablissement qui laisse beaucoup à désirer

* **Vittel** (Vosges).

Ligne de Mulhouse jusqu'à La Ferté; ou par Châlons, Nancy, Epinal.

Alcaline et ferrugineuse froide (sulfatée-sodique et magnésienne, ou ferro-magnésienne, ou ferrugineuse bicarbonatée, selon l'origine différente.)

Trois sources : la Grande-Source, la source Marie et la source des Demoiselles. Toutes les trois sont parfaitement aménagées, la dernière surtout, qui a été captée dans un élégant kiosque qu'entoure un parterre de fleurs. La Grande-Source est applicable aux maladies qu'on traite à Contrexéville. La source Marie est utilisée contre les obstructions des viscères, l'hypertrophie du foie et de la rate, les constipations opiniâtres et les calculs biliaires. Douée de propriétés laxatives, la source des Demoiselles produit les meilleurs effets dans l'anémie, la chlorose et la plupart des débilités organiques.

Ces eaux sont agréables, d'une digestion facile et se transportent sans inconvénient. Elles ont acquis, depuis peu d'années, une juste réputation.

Voslau (Empire d'Autriche, cercle du Wiernerwalde inférieur).

Ligne de l'Est par Strasbourg, jusqu'à Vienne.

Alcaline froide, 25° c.

Situation agréable ; établissement commode, auquel se rendent surtout les malades atteints d'affections névropathiques

L'eau n'a qu'un faible degré d'alcalinité. Elle n'en est que plus salutaire aux personnes délicates.

Watterviller (Haut-Rhin).

Ligne de l'Est, par Mulhouse, Wasserling ; 3 kil. de Cernay.

Saline, ferrugineuse et arsenicale froide,

Anémie, chlorose, rhumatismes, maladies de la peau, scrofules.

Weilbach ou **Weierbach.**

Ligne de l'Est, par Forbach, Mayence et Francfort; station de Wattersheim.

Sulfureuse froide, 14° c.

Boisson astringente, atramentaire, répandant une odeur d'acide hydro-sulfurique.

Affection du système lymphatique, dermatoses, maladies des organes respiratoires.

Weissembourg (Suisse, canton de Berne).

Ligne de l'Est, par Mulhouse, Bâle, Berne, et Thün.

Alcaline, sulfatée-calcique à 24° c.

Pays des plus pittoresques; promenades agréables; séjour peu dispendieux.

Eau prescrite en boisson dans les catarrhes du larynx et des bronches, dans les pléthores des organes parenchymateux.

* **Wiesbaden** (Prusse, ancien duché de Nassau).

Ligne de l'Est, par Forbach, Mayence, et Cassel.

Alcaline et saline chaude (chlorurée-sodique), 67° c.

Exploitation de vingt-trois sources, parmi lesquelles vingt-deux sont thermales; une seule est froide. Le Kochbrunnen l'emporte sur les autres en principes salins et en quantité. C'est là que s'abreuvent généralement les malades.

On se rend à Wiesbaden de mai à septembre, mais beaucoup de valétudinaires y passent l'hiver. On y traite les affections pléthoriques de l'abdomen, les rhumatismes, les rétractions musculaires, ankyloses incomplètes, vieilles blessures. — Magnifique Cursaal ; excursions charmantes.

* **Wight** (Ile de) (Angleterre).

Ligne du Nord, par Boulogne et Folkestone. Paquebots traversant la Manche.

Station qui est à la fois hydro-minérale et maritime ; on y boit de l'eau ferrugineuse et l'on y prend des bains de mer. Affluence considérable de malades, qui viennent y ranimer leurs forces physiques et morales affaiblies.

* **Wildbad** (Allemagne, Wurtemberg).

Ligne de l'Est, par Strasbourg et Kehl ; station de Pforzheim, près Durlach.

Alcaline et ferrugineuse froide, 32 à 37° c.

Utilisée en bains et boissons. — Névroses, névralgies, chlorose, gastralgie, entéralgie, arthrites, coxalgies, mais surtout affections de la moelle épinière.

La chimie n'a pas remarqué dans cette eau une grande abondance de principes médicamenteux énergiques, ce qui ne l'empêche point d'agir d'une manière efficace.

Etablissement vaste et bien tenu. Affluence considérable de malades. Station d'hiver.

* **Wilbad-Gastein** (Empire d'Autriche),

Alcaline et ferrugineuse, analogue à la précédente, mais plus élevée de température, 39 à 47° c.

Employée dans les mêmes circonstances que l'eau de Wilbad.

Wildegg.

Ligne de l'Est, par Bâle, à proximité de Schinznach.

Alcaline, chlorurée sodique et bromoiodurée froide.

Conseillée contre le lymphatisme et les scrofules.

Wildungen (Prusse, ancienne principauté de Waldeck-Pyrmont).

Ligne du Nord, par Forbach, Francfort et Wabern.

Alcaline (bicarbonatée-sodique) et ferrugineuse, 10° c. Quatre sources.

Tonique et fortifiante, mais surtout lithontriptique. Prescrite dans les cas de catarrhe pulmonaire et vésical, de gravelle, hémorrhoïdes. Le *Kurhaus* de cette localité laisse peu de chose à désirer.

* **Wolfach** (Allemagne, grand-duché de Bade).

Ligne de l'Est, par Strasbourg, Kehl, Offenbourg.

Ferrugineuse non gazeuse, froide.

Air pur, sites charmants, distractions variées. — Eau conseillée dans les cas de dyspepsie, de gastralgie, d'entéralgie, dans le lymphatisme, les scrofules, la tuberculose commençante. — Etablissement considérable, très-bien tenu. On y administre, mieux qu'ailleurs, les bains balsamiques et les inhalations aromatiques aux bourgeons de sapin. On y fait aussi un *sirop d'aiguilles de pin* et un *savon de feuilles de pin*, qui viennent en aide au traitement général. Les maladies des organes respiratoires, les rhumatismes, les arthrites, se trouvent bien du système combiné de l'eau minérale ferrugineuse et de l'usage des bourgeons.

* **Woodhall** (Angleterre, comté d'York)
Ligne du Nord, par Boulogne et Folkestone.

Eaux alcalines froides (chlorurées sodiques) ,contenant de l'iodure et du brôme.

Prescrites spécialement contre les affections scrofuleuses. Fréquentées.

* **Zaldivar** ou **Zaldua** (Espagne, province de Biscaye).
Ligne du Midi, par Orléans, Bordeaux, Bayonne, et chemin de fer d'Espagne, par Miranda et Bilbao.

Alcaline et sulfureuse froide (chloruréesodique), 18° c.

Action purgative; favorable au traitement des dermatoses anciennes. Etablissement ouvert du 1er juin à la fin de septembre.

Méd. direct. : Don P. José de Higueras.

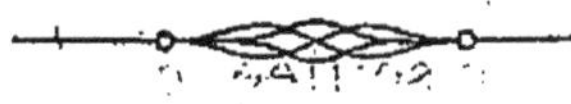

BAINS DE MER

Ambleteuse (Pas-de-Calais).

Ancienne place forte et port de mer dont Napoléon voulut étendre et creuser le bassin. — Chemin de fer de Boulogne à Calais, à l'ouest de Marquise ; 8 kilomèt. de Boulogne-sur-Mer.

Station modeste et peu fréquentée. Directeur, M. Delpierre.

Arcachon (Gironde).

734 kil. de Paris ; 56 kil. de Bordeaux. — Chemin de fer de Paris à Bordeaux ; 4 départs par jour.

Ville aux frais ombrages, aux récréations champêtres, à la vie douce et tranquille, aux ressources culinaires. On y existe autant par l'intelligence que par le bien-être matériel. Des milliers de baigneurs la fréquentent, et comme ils y vont, moins pour guérir des maux réels que pour en conjurer d'éventuels, tous apportent d'heureuses dispositions à la gaieté. C'est donc une résidence de plaisir plutôt qu'un foyer d'ægrotants. Au pied d'une colline longeant la plage se dessine la station maritime aux mille chalets, tandis qu'à travers les plis de dunes géantes cachées par une sapinière, s'élèvent disséminées les jolies habitations de la cité médicale, vrai parc, vrai square entrecoupé de routes et de sentiers. Arcachon se recommande doublement, et comme bain de mer, en raison d'un bassin dont les eaux tièdes ont une salure supérieure, et comme séjour sédatif pour les affections chroniques du larynx et de la poitrine, à cause de l'atmosphère,

Arès (Gironde).

Bassin d'Arcachon. Station peu considérable et pourtant bien située, connue seulement des gens du pays. L'affluence rendant la vie chère à Arcachon, Arès reçoit déjà quelques visiteurs économes.

Audierne (Finistère).
Ligne de Brest.

Jolie petite ville, à 597 kil. de Paris, 40 de Quimper. Station charmante et salubre. Vie à bon marché. Les Guides n'en disent mot.

Arromanches (Calvados).
Ligne de Cherbourg.

Station paisible, si peu connue que les Guides-Richard n'en font pas mention, et que M. C. James n'en parle pas. Belle plage, belle exposition, pays pittoresque, atmosphère tempérée.

Aurigny.

L'une des îles anglaises de la Manche,

entre le cap La Hogue et Guernesey. Environ 3,500 habitants; chef-lieu Sainte-Anne.

Température douce : quelques anses pittoresques ; quelques golfes bien dessinés ; une plage facile ; une grande variété d'aspects, mais une nature abrupte et sauvage.

Barfleur (Manche).

Ligne de Cherbourg à Valognes ; 24 kil. de cette dernière ville ; 343 kil. de Paris.

Petite localité d'environ 4,000 habitants ; station peu fréquentée, dont les Guides ne parlent pas. Elle a de l'avenir.

Belle-Ile-en-Mer.

Chemin de fer de Nantes et de Saint-Nazaire ; service de bateaux tous les deux jours.

Le Palais, petite ville chef-lieu de 5,000 habitants. Grand mouvement de pêcheries pour les sardines. Station balnéaire, qui n'est guère fréquentée que par les insulaires. Vie facile et à bon marché.

Biarritz (Basses-Pyrénées).

Ligne d'Orléans-Midi, station de Bayonne, chemin de fer de Paris à Biarritz, 786 kil., 7 kil. de Bayonne.

Bourg de 3,000 habitants, la reine des stations maritimes du midi ; recherchée pour la beauté des sites, la splendeur des aspects, la magnificence du ciel et de l'Océan. Résidence impériale, villa Eugénie, un beau casino. Etablissements municipaux de bains, savoir : au Port-Vieux, à la côte du Moulin, à la côte des Basques. Bains chauds. Il y a trente ans, ce n'était qu'un rocher presque nu ; aujourd'hui, c'est un ensemble de rues bien tracées, d'habitations coquettes échelonnées sur les falaises, un joli square peuplé d'arbres odoriférants, un boulevard circulaire et un port de refuge, véritable conquête de l'homme sur la mer. — Beaucoup de malades, atteints d'affections chroniques de la poitrine, viennent à Biarritz compléter la cure commencée aux Eaux-Bonnes ou à Amélie-les-Bains.

Boulogne-sur-Mer (Pas-de-Calais).

Ligne du Nord jusqu'à Boulogne ; 271 kil. de Paris ; 104 de Lille.

Ville très-riche, d'environ 40,000 habitants, bien bâtie ; rendez-vous de Français et d'étrangers de distinction, des Anglais surtout. Sa plage est une des plus belles qu'on puisse imaginer. Etablissement municipal de bains.

Bourg-d'Ault (Somme).

Ligne du Nord-Saint-Valéry.

Bourg situé à 12 kilomètres de la ville d'Eu. à 35 kil. d'Abbeville. — Deux services quotidiens de voitures vont de Saint-Valery à Eu, en traversant Bourg-d'Ault.

Petit établissement qui s'améliore chaque année.

Cabourg-Dives (Calvados).

Ligne Ouest, station Lisieux, 21 kil. de Caen.

Bourg de 800 habitants, sur les bords de la Manche, au centre d'une vaste plage sablonneuse. On y remarque un casino entouré de chalets. Bains fréquentés par les artistes, les gens de lettres et les personnes de condition modeste. Renommée justement acquise.

Calais (Pas-de-Calais).

Ligne de l'Ouest, par Dieppe et Eu.

Petite ville d'environ 10,000 habitants, située sur le détroit, possédant un établissement de bains et un casino, dirigés par M. Pontenjeun.

Cannes (Alpes-Maritimes).

Chemin de fer de Marseille à Nice.

Ville de 6,000 habitants, située au versant d'une colline à l'ouest, qui aboutit à la mer. Joli port dans une anse commode ; végétation luxuriante et parfumée ; vues splendides ; promenades délicieuses le long de la Méditerranée et dans les îles pittoresquement groupées à 4 ou 5 kilom. devant Cannes. C'est un des séjours les plus agréables qui soient en France.

Station d'hiver et Casino.

Cayeux (Somme).

Ligne du Nord, station de Saint-Valéry-sur-Somme ; à 24 kil. d'Abbeville.

Bourg qui n'a pas 3,000 habitants ; port à l'embouchure de la Somme, sur le rivage de la Manche ; pas d'établissement, pas d'ombrages, des promenades monotones, une nature triste et sévère.

Cap-Breton (Landes).

Ligne d'Orléans-Midi, Bayonne, station de Saint-Vincent-de-Tyrosse.

Port de refuge sur le golfe de Gascogne. Le bourg à 1,000 mètres de la mer. Vaste plage. — Etablissement de bains.

Cette (Hérault).

Ligne d'Orléans et du Midi jusqu'à Cette, section de Tarascon à Cette.

Bains de mer et de sable dont la situation est des plus heureuses, dans le golfe de Lion sur la Méditerranée. C'est peut-être, avec Marseille, le point du littoral méditerranéen le plus convenable à la prise des bains de mer. Ville de 25,000 habitants.

Cherbourg (Manche).

Ligne de l'Ouest, par Caen et Bayeux, jusqu'à Cherbourg; 370 kil. de Paris.

Ville forte de 30,000 habitants, sur les rives de la Manche. Port célèbre d'une vaste étendue; ressources nombreuses; vie à bon marché; établissement balnéaire dans de bonnes conditions.

Ciotat (**La**) (Bouches-du-Rhône).

Ligne de Lyon-Méditerranée jusqu'à la Ciotat.

Jolie ville de 6,000 habitants, climat excellent; belle plage; beau ciel, promenades agréables. Pas d'établissement spécial; baignants en petit nombre.

Concarneau (Finistère).

Ligne de Brest.

Petit port qu'une aventure du roi Jérôme Napoléon a rendu célèbre.

Bel établissement. — Vie à bon compte, mais ressources médiocres. Oublié dans les nomenclatures de stations balnéaires.

Croisic (**Le**). (Loire-Inférieure).

Ligne d'Orléans, section de Nantes, station de Saint-Nazaire, 32 kil. de cette dernière ville.

Bourg de 2500 habitants, jolie plage sur

les bords de l'Océan. Établissement muni d'une installation hydrothérapique complète.

Directeur : M. Deslandes-Orière.

Crotoy (Le) (Somme).

Ligne du Nord, section de Boulogne, station de Rue, 226 kil. de Paris.

Bourg de 1200 habitants sur la baie de la Somme. Etablissement, casino. L'une des plus belles plages de la Manche.

Courceulles (Calvados).

Ligne de l'Ouest, 6 kil. de Caen. Voitures à tous les trains.

Bourg sans importance. Établissement de bains. Concours médiocre de baignants, mais augmentation progressive.

Deauville (Seine-Inférieure).

Ligne de l'Ouest, Caen, Deauville.

Près de Trouville. Hydrothérapie. Établissement splendide, casino. Baignants en nombre assez considérable.

Dieppe (Seine-Inférieure).

Ligne de l'Ouest-Rouen, Dieppe, 3 départs.

Petite ville agréable et animée. Des environs parsemés de villas, de chalets, la vallée d'Arques, une forêt magnifique, les ruines du château de Longueville, Varengeville-sur-Mer, etc., sont autant de buts de réunion et de promenades charmantes. *Steeple-chase*, régates, fêtes extraordinaires durant la saison. Une belle mer, une plage facile; la vie à de bonnes conditions. Etablissement municipal, casino et salle pour des fêtes. Hydrothérapie et bains chauds.

Dinard (Ille-et-Vilaine).

Ligne de Rennes, Saint-Malo ; omnibus.

Charmante petite ville. Établissement naissant, en voie de prospérité. Peu de baignants étrangers, mais beaucoup de visiteurs du pays.

Dunkerque (Nord).

Ligne du Nord par Lille, 851 kil. de Paris ; 83 kil. de Lille.

Ville de 30,000 habitants sur les côtes les plus septentrionales de la Manche. A deux lieues de la ville s'élève un établissement de bains. Plage fréquentée par les gens du pays.

Étretat (Seine-Inférieure).

Ligne du Havre, rive gauche, station de Fécamp, 206 kil. de Paris ; 30 du Havre ; 18 de Fécamp. — Voitures à tous les trains.

Sur les bords de la Manche. Jolie plage à fond de galet.

Etablissement fréquenté par les hommes de lettres et les artistes.

Fécamp (Seine-Inférieure).

Ligne du Havre jusqu'à Fécamp, 220 kil. de Paris ; 43 du Havre ; 60 de Dieppe.

Ville de 12,000 habitants, sur les bords de la Manche. Station dotée d'un bel établissement, d'un vaste hôtel et de quelques chalets. Casino, café, bains chauds d'eau de mer et d'eau douce. Grande affluence de baigneurs attirés par la beauté de la plage et par les distractions que procure le casino, qui s'ouvre le 1er juillet.

Granville (Manche).

Ligne de l'Ouest, section de Cherbourg, station de Saint-Lô ; 63 kil. de Carentan.

Ville de 9,000 habitants, sur les bords de la Manche. Ces bains ne sont guère fréquentés que par les habitants de la contrée.

Guernesey.

L'une des îles anglaises de la Manche; 52 kil. de Cherbourg ; 72 de Saint-Malo. Petite ville chef-lieu : Saint-Pierre. Port.

Climat très-doux; plage commode et belle, conditions confortables de la vie matérielle. Peu de monde. Bien moins de Français que d'Anglais.

Havre (Seine-Inférieure).

Ligne de l'Ouest jusqu'au Havre ; 229 kil. de Paris.

Ville importante de 52,000 habitants. Plusieurs établissements parmi lesquels se distingue celui de Frascati. Divers établissements particuliers. Plage dont la pente déclive s'est peuplée d'habitations rustiques et de chalets élégants.

Honfleur (Calvados).

Ligne de l'Ouest, Caen ou Pont-l'Evêque, 222 kil. de Paris.

Ville de 10,000 habitants, située sur la rive gauche de l'embouchure de la Seine. — A trois quarts d'heure du Havre par bateaux.

Etablissement fréquenté, surtout par les Rouennais et les Parisiens. Ressources variées, distractions diverses et jolies promenades.

Hourdel (Somme).

Chemin de fer du Nord; section de Saint-Valéry.

Joli et pittoresque village à l'embouchure de la Somme, au-delà de Saint-Valéry. Station agréable, mais avec de médiocres ressources. Peu fréquentée.

Hyères (Var).

Ligne de Lyon-Méditerranée-Toulon.

A quatre lieues de Toulon et à une lieue de la mer. Climat doux et peu variable. Séjour convenable aux enfants lymphatiques et aux constitutions affaiblies; conseillé aux personnes atteintes de bronchites chroniques, de tuberculisations pulmonaires, de laryngites. Station d'hiver.

Langrune-sur-Mer (Calvados).

Ligne de Caen. Station de Caen; 16 kil. de Caen. Omnibus à toute heure de Caen à Langrune.

Bourg de 1200 habitants, belle plage; mer splendide; exposition charmante; excursions agréables.

Etablissement dirigé par M. Letelier.

Le Gué-Saint-Brieuc (Côtes-du-Nord).

Ligne de l'Ouest, 2 kil. de Saint-Brieuc.

Petite localité, offrant peu de ressources. Fréquentation médiocre, malgré la beauté de la plage.

Lion-sur-Mer (Calvados).

Chemin de fer de l'Ouest, ligne de Caen, station de Caen; 13 kil. de cette ville. Voitures à toute heure.

Bourg d'environ 1,100 habitants; établissement de bains; localité sans réputation étendue, mais en voie de l'obtenir.

Luc-sur-Mer (Calvados).

Ligne de l'Ouest, section de Cherbourg, station de Caen, 16 kil. de Caen.

Bourg de 1,600 à 1,700 habitants, sur les bords de la Manche. Plage sablonneuse. Etablissement qui commence à prospérer. Cette station compte parmi les plus belles de la Normandie.

Marseille (Bouches-du-Rhône).

Ligne de Lyon-Méditerranée.

Ville devenue immense. Bel établissement sur les bords de la Méditerranée. Signalons les bains Phocéens et les bains Catalans parmi les établissements particuliers. Plage vantée, à juste titre, pour ses bains de mer, mais où les conditions hygiéniques, les influences de la ventilation, laissent beaucoup à désirer.

Plusieurs médecins distingués.

Les vrais malades, les étrangers préféreront toujours à la plage de Marseille les plages des îles d'Hyères, de Cannes et même de Cette.

Monaco (Principauté de).

Ligne de la Méditerranée, par Toulon, Nice.

Ville de Monaco, sur une éminence; 1,300 habitants, une des plus belles résidences d'été et d'hiver; station climatérique excellente, tapissée d'aloës, de figuiers, de nopals et de mille espèces d'arbustes.

Etablissement confortable, de création récente. Hydrothérapie; casino; jeux à l'instar de Bade; salon de conversation. — Monaco, vieille douairière immaculée, a malheureusement échangé ses quartiers de noblesse contre le régime de la spéculation et des écus, Elle devient le Hombourg de la Méditerranée, mais rien n'altérera la pureté de son ciel, la beauté limpide de sa plage, la splendeur de ses ombrages.

Montpellier (Hérault).

Ligne du Midi.

Aux Cabanes, non loin de Montpellier, établissement de bains, sur une belle plage que fréquentent la bonne société du Languedoc et les nombreux malades qui viennent à Montpellier des diverses contrées de l'Europe, Climat bienfaisant.

Grand choix de médecins d'une réputation méritée.

Nice (Alpes-Maritimes).

Ligne de Lyon, par Marseille et Toulon.

Ville importante; 35,000 habitants et une population flottante d'étrangers assez nombreuse. Station d'hiver très-fréquentée. Climat exceptionnellement doux, mais venteux. Les poitrines délicates ne se trouvent pas aussi bien qu'on le croit du séjour de cette localité.

Nouvelle (La) (Aude).

Ligne d'Orléans et du Midi jusqu'à La Nouvelle, 26 kil. de Narbonne.

Petit port et ville de 2,000 habitants, située sur la Méditerranée; remarquable par une végétation luxuriante et par un établissement balnéaire qu'abritent des arbustes odoriférants.

Ostende (Belgique).

Ligne de Bruxelles.

Ville agréable, bien peuplée, hospitalière ; plage magnifique ; établissement considérable. Casino, cercle, théâtres, salle de concerts. Les étrangers y affluent.

Paimpol ou **Paimpol-Goëllo** (Côtes-du-Nord).

Ligne de Brest, 40 kil. de Saint-Brieuc ; 16 kil. des îles Bréhat.

Bourg de peu d'importance, mais joli port, au fond d'une baie gracieuse surmontée des ruines pittoresques de l'abbaye de Beauport. Eglise magnifique des XIIIe et XVe siècles. — Nouvel établissement, dont la réputation se fait et dont l'avenir semble assuré.

Pontaillac (Charente-Inférieure).

Ligne d'Orléans, section de Rochefort.

Établissement de bains, à 4 kilom. de Royan. N'est guère fréquenté que par les habitants du pays.

Pornic (Loire-Inférieure).

Ligne d'Orléans, Nantes à Saint-Nazaire, station de Douges ; 22 kil. de Paimbœuf.

Petite ville de 1,500 habitants, sur les côtes de Bretagne. Cette station possède une source ferrugineuse froide, et l'on peut y suivre à la fois un traitement par les eaux minérales et par les bains de mer. Etablissement fréquenté.

Port-en-Bessin (Calvados).

Ligne de l'Ouest, station de Bayeux, 8 kil. de cette ville.

Petit bourg, sur le littoral de la Manche. Un bel avenir lui semble réservé. Sa plage est agréable, son site avantageux, ses aspects ravissants. On y vit commodément et à bon compte.

Etablissement bien tenu.

Port-Louis (Morbihan).

Ligne de l'Ouest (Bretagne), station de Lorient; 510 kil. de Paris.

Ville forte, d'environ 2,600 habitants, située à l'entrée de la rade de Lorient. Jole petit port. Etablissement tenu d'une manière convenable.

Portrieux (Côtes-du-Nord).

Ligne de l'Ouest, station de Saint-Brieuc; 20 kil. de cette ville.

Joli port de commerce, grève magnifique. Etablissement fréquenté. Vie facile et peu dispendieuse.

Pouliguen (Le) (Loire-Inférieure).

Ligne de Paris à Nantes et Saint-Nazaire, 52 kil. de Savenay.

Groupe de maisons dépendant de la commune de Batz. — Belle plage; résidence convenable à ceux qui tâchent d'éviter les dépenses inutiles; ressources bornées.

Pourville (Seine-Inférieure).

Ligne de Dieppe, station de Dieppe, 3 kil. de cette ville.

Simple village, mais bien situé. Il y a un établissement.

Puys (Seine-Inférieure).

Ligne de l'Ouest jusqu'à Dieppe; omnibus, 2 kil. de Dieppe.

Village avec établissement fréquenté. Ressources pour la vie animale et bonne société, composée en partie de Parisiens.

Roscoff (Finistère).

Ligne de l'Ouest ou de Bretagne, 24 kil. de Morlaix.

Petite ville de près de 4,000 habitants. Station balnéaire bien disposée, mais peu connue.

Royan (Charente-Inférieure).

Ligne d'Orléans, station de Rochefort, 42 kil. de Rochefort, et par les bateaux à vapeur de la Gironde.

Petite ville d'environ 4,000 habitants; charmante résidence à l'embouchure de la Gironde, vis-à-vis la magnifique tour de Cordouan. Casino, salle de fêtes, beau parc, nombreuses et jolies promenades.

Rochelle (La) (Charente-Inférieure).

Ligne d'Orléans et du Midi, 481 kil. de Paris.

Ville de 16,000 habitants, située au fond d'un petit golfe dépendant d'une rade immense au-devant de laquelle surgissent les îles de Ré et d'Oléron. Localité pleine de souvenirs historiques et digne du plus haut intérêt. — Bains Jagueneau, petits bassins à écluse qui, retenant les eaux à la haute mer, permettent de se baigner quand on le veut; près du Mail, établissement magnifique de bains de mer, une merveille du genre, fondé en 1827 par M. le docteur

Fleurian de Bellevue. — Belles promenades. Excursion aux salines, aux huîtrières. Affluence considérable de baignants.

Sables d'Olonne (Les) (Vendée).

Ligne de l'Ouest, section de Nantes, 34 kil. de Napoléon-Vendée.

Ville de 6,000 habitants; plage magnifique, un des plus beaux sables de l'Océan. Etablissement dirigé par M. Roy.

Saint-Gildas (Morbihan).

Ligne de l'Ouest, 29 kilomètres de Vannes, 5 kil. de Sarzeau.

Village offrant peu de ressources, mais un beau sable. Etablissement pour femmes tenu par des religieuses qui occupent l'antique abbaye où vécut Abailard.

Saint-Jean-de-Luz (Basses-Pyrénées).

Ligne de Bayonne.

Petite ville agréable de 3,000 habitants, au pied des Pyrénées, une heure et demie de Bayonne : la plus belle plage du golfe de Gascogne. Environs pittoresques, riantes vallées, montagnes boisées; en un mot, station délicieuse. Établissement de bains hors de la ville, tenu confortablement.

Saint-Malo (Ile-et-Vilaine).

Ligne de l'Ouest, de Paris à Rennes; 70 kil. de Rennes à Saint-Malo.

Ville de 10,000 habitants; plage magnifique, établissement et casino; station pleine d'avenir, offrant des ressources de tout genre, l'agréable et l'utile.

Saint-Valery-en-Caux (Seine-Inférieure).

Ligne de Rouen et du Havre, station de Motteville; 198 kil. de Paris; 39 de Dieppe et de Fécamp. — Voitures à toute heure.

Petit port de mer admirablement situé. Promenades agréables, environs pittoresques, établissement de bains de mer. Casino.

Saint-Valery-sur-Somme (Somme).

Ligne du Nord, embranchement de Nogelles, 117 kil. de Paris, 20 d'Abbeville.

Petite ville de 3,700 habitants; établissement bien conçu, quelques ressources pour le confortable de la vie. Baignants nombreux.

Sainte-Adresse (Seine-Inférieure).

Ligne de Paris-Rouen, le Havre; à 2 kil. de cette dernière ville.

Bel établissement, hôtels, chalets, panorama des plus étendus et des plus pittoresques, situé près du phare. Casino, salle de conversation et de lecture.

Santander (Espagne du Nord).

Ligne du bateau à vapeur de Bayonne.

Belle plage sur l'Océan cantabrique; ville de 18,000 habitants; bains moins fréquentés qu'ils ne mériteraient de l'être.

La Tremblade (Charente-Inférieure).

Ligne d'Orléans, section de Rochefort, 60 kil. de Paris; 3 de Rochefort.

Petite ville de 3,000 habitants, belle plage sablonneuse et chaude.

Établissement particulier pour les enfants lymphatiques et scrofuleux.

Le Tréport (Seine-Inférieure).

Ligne du Nord, station de Saint-Valery-sur-Somme. — Ligne et station de Dieppe; 231 kilomètres de Paris; 30 kil. de Dieppe, 4 kil. d'Eu.

Petite ville qui n'a guère plus de 3,000 habitants; l'une des stations les plus fréquentées et les plus agréables de la Normandie.

Bel établissement dirigé par l'administration municipale. Salles d'hydrothérapie, bains chauds, casino.

Trouville (Calvados).

Ligne de l'Ouest jusqu'au Havre, tous les jours bateaux à vapeur, 40 minutes; — ou ligne de Cherbourg, station de Trouville, 13 kil. du Havre.

Climat tempéré et constant; plage admirable; promenades charmantes; société choisie. C'est le rendez-vous du monde élégant, l'une des stations les plus fréquentées de la côte. La ville n'a pas 4,000 habitants en temps ordinaire, mais par la saison des bains, ce chiffre s'accroît du triple. Etablissement de bains et casino bien tenu.

Villers-sur-Mer (Calvados).

Ligne de l'Ouest, section de Cherbourg, station de Trouville; 7 kil. de cette dernière ville; 229 kil. de Paris.

La beauté de sa plage, la disposition heureuse et complète de ses bains et de son casino en font un séjour recherché. Etablissement de bains et casino.

Vitterville (Calvados).

Ligne de l'Ouest, section de Cherbourg,
station de Pont-l'Evêque.

Établissement à une lieüe de Trouville. — Promenade charmante.

Yport (Seine-Inférieure).

Ligne du Havre.

Station peu connue, dont la réputation se fait; plage facile.

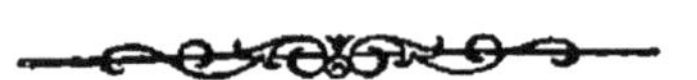

ITINÉRAIRE DE PARIS

AUX PRINCIPALES VILLES D'EAUX

DE LA FRANCE

1° Lignes de l'Est.

2° Lignes du Nord.

3° Lignes de l'Ouest.

4° Lignes d'Orléans et du Midi.

STATIONS MINÉRALES

DES PAYS ÉTRANGERS

Afrique.

Amérique.

Angleterre.

Allemagne.

Belgique.

Espagne.

DIVISION MARITIME

DES BAINS DE MER

ÉTABLISSEMENT DES THERMES ROMAINS

STATION D'AMÉLIE-LES-BAINS

PYRÉNÉES-ORIENTALES (1,500 habit.)

ITINÉRAIRE : Ch. de fer de Lyon ; de Paris à Perpignan. De Perpignan à Amélie, voiture en 2 heures. Télégraphie. Poste aux chevaux.

Influence heureuse du climat d'Amélie sur les malades. Sites et promenades magnifiques. Vie à bon marché. Hôtels confortables.

Traitement thermal pendant toute l'année.

Guérison des maladies de poitrine et du larynx ; affections rhumatismales et cutanées ; chlorose ; flux catarrhal, scrofule, et toutes les maladies qui exigent de la part de l'économie un mouvement d'expansion vers la surface périphérique.

Bains et douches de toute nature, 2 piscines. — *Salles d'inhalation*, de pulvérisation et de douches locales. — *Hydrothérapie.* — *Bains de luxe, etc.*

SERVICE BALNÉAIRE : de 4 à 11 h. *du matin*, et de 1 à 7 h. *du soir.*

Toutes les conditions d'élégance, de confort et de commodité sont réunies à Amélie, pour assurer aux malades un bon traitement thermal et un séjour agréable.

Une maison de santé est contiguë aux bains.

STATION MINÉRALE DE VALS

SOURCE IMPÉRATRICE

Eau médicamenteuse et de table

APPROUVÉE PAR L'ACADÉMIE DE MÉDECINE

L'eau de la **Source Impératrice** doit être placée au premier rang parmi les autres sources de Vals : sa *minéralisation remarquable* la rend également propre à servir comme eau médicamenteuse et comme eau de table : sa *limpidité* est irréprochable.

Participant de ses voisines de Vals, elle s'en distingue, d'après les savants les plus compétents qui l'ont étudiée, soit au sein de l'Académie, soit dans la pratique, par une minéralisation plus complète.

Riche en fer et en acide carbonique, ses sels de magnésie et de chaux en font une eau *bicarbonatée sodique mixte*. — Chacun de ses éléments jouant vis-à-vis des autres le rôle de tempérant ou de correctif, la **Source Impératrice** peut être ordonnée dans tous les cas où les eaux de Vals sont indiquées : son action est *modérée mais certaine*.

La **Source Impératrice** s'allie fort bien aux sirops, aux liqueurs ; bue à table, mêlée au vin, elle constitue une boisson apéritive, digestive et reconstituante par excellence.

Dépôt chez tous les marchands d'Eaux minérales et dans les Pharmacies.

www.ingramcontent.com/pod-product-compliance
Ingram Content Group UK Ltd.
Pitfield, Milton Keynes, MK11 3LW, UK
UKHW020143220726
13923UKWH00001B/335

9 782329 06924